記憶力がUPする
簡単モーション100

東北大学
加齢医学研究所 教授
瀧 靖之

Gakken

はじめに

記憶力など脳の力は加齢とともに低下する……。これは大きな誤解です。

いくつになっても脳の力を高め、豊かに歳《とし》を重ねていく方はいらっしゃいます。「脳だけでなく心も体も、ひとつ歳をとるごとに人生の幅が広がっていく」。長年、脳の研究を続けてきて、そう思うようになりました。

もちろん、脳の力の中には加齢とともに低下するものもあります。しかし、それは脳の一部分であり、大人の脳の特徴を活かすことで、**いくつになっても脳を育て、その力を高めることができる**のです。

本書では、「記憶力が落ちてきた」と感じ出した世代をはじめ、70代でも80代でも、いくつになってもできる脳の力を伸ばす「脳トレ」を紹介しています。

脳トレといっても、漢字を書いたり、計算をしたり、パズルをしたりといったものではありません。運動や食事、睡眠、趣味を楽しむ、家族や友人とコミュニケーションをとるといった、日常生活の中でふだんから何気なく行っているものばかりです。

実は、**脳を育てる要素はふだんの生活の中にたくさんある**のです。

本書では、脳を活性化して**記憶力アップ**に役立つセルフケアを100項目ピックアップしました。100個すべてを実践する必要はありません。その中で、興味があって楽しいと思えるものを、まずは1個、できれば2個、3個と実践してみてください。本書を読んで、まずは**ほんのちょっと行動を変えてみましょう。**

最初のきっかけが運動だったとしたら、「せっかく体が締まってきたから食事に気をつけてみよう」「体を回復させるために睡眠をしっかりとろう」「体重も減ったし、おしゃれを楽しむために外出しよう」など、いくつもの行動変容が起こり、脳にいいことをどんどん実践するようになります。

私はこれを"生のスパイラル"と呼んでいます。

脳の力の活性化や回復は、年齢を重ねるほどゆっくりになりますが、**ひとつでも多くチャレンジすることで確実に脳の力がついていきます。**80歳だって新しいことを始められるのです。あきらめず、本書を読んでチャレンジしてみてください。

東北大学加齢医学研究所 教授　瀧　靖之

目次

Chapter 2

日常生活のセルフケア30

目次

Chapter 5 食生活のセルフケア15

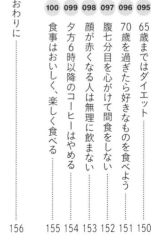

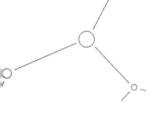

Prologue

プロローグ

いくつになっても脳はよみがえる

大人になっても、脳の海馬《かいば》では神経細胞が増えることがわかっていますし、神経細胞の数が減ったとしても神経細胞のつながりを強くすることで情報処理能力が高まると言われています。

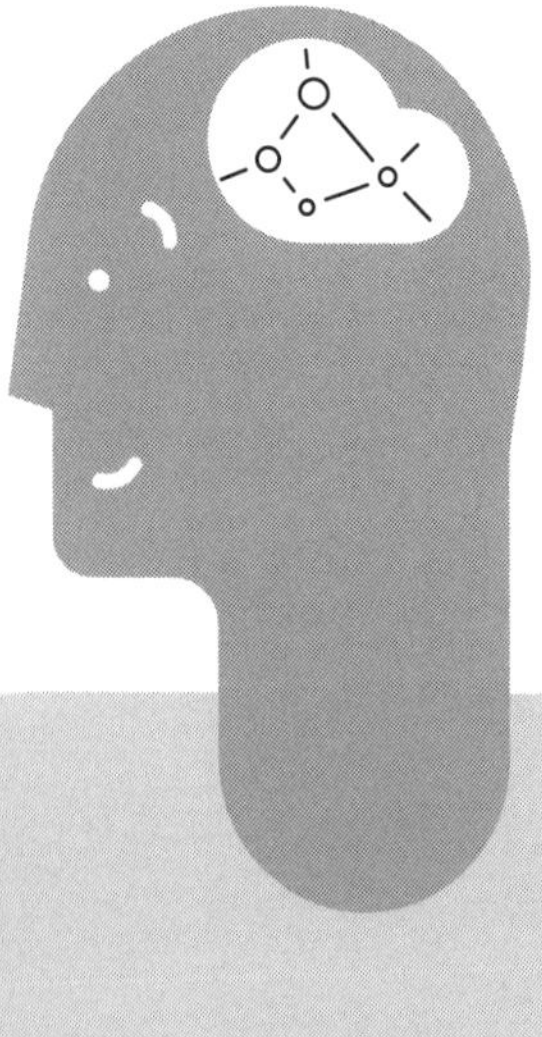

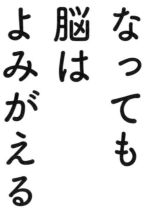

私たちの脳はいくつになっても強化することができるのです。これを脳の可塑性《かそせい》（脳の機能を回復させる働き）と呼びます。

脳の可塑性は、若い年代のほうが変化する割合が高いので、脳を活性化させるセルフケアを始める年齢は早いほうがいいのですが、50歳、60歳、それこそ**80歳から始めても遅すぎることはありません。**

しかし、何もしなければ脳はどんどん衰えていきます。歳《とし》だから仕方がないとあきらめる気持ちが、ご自身の可能性をつぶしてしまっているのです。

脳を活性化させる方法はたくさんあります。大事なのは最初の一歩を踏み出せるかどうかです。「やる気スイッチ」を入れるには、自分の好きなことや興味のあることから始めるのが大事なのです！

そこで、本書では脳を確実に活性化させる100のセルフケアを紹介しています。どれも、脳を直接もしくは間接的に刺激するものを厳選しました。

これら100のセルフケアがなぜ脳を強化するのかを、エビデンス（科学的根拠）を交えながらわかりやすくご説明します。

キーワード①

keyword 1

「知的好奇心が脳を若返らせる」

東北大学加齢医学研究所では、約400名の脳を8年間にわたり観察し、脳がどのように変化するかを調査しました。すると、知的好奇心のレベルが高い人ほど、加齢によって進む脳の萎縮《いしゅく》が少ないことがわかりました。

知的好奇心とは、「知りたい」「やってみたい」「行ってみたい」など、さまざまなことに興味を持つこと。**知的好奇心は脳を若返らせる最高の栄養剤**と言えます。

知的好奇心を刺激する簡単な方法は「趣味を持つこと」です。趣味とは「仕事ではなく個人が楽しんですること」。楽しいことはもっと知りたくなりますし、やりたくなります。「知りたい」という知的好奇心が刺激されるのです。

さらに、趣味によっては外に出かけて体を動かしたり、趣味仲間に会って会話を楽しんだり、指先を動かしたりと、知的好奇心以外の「脳を刺激する要素」が入ってくるものもあります。

すでに趣味がある人はそのまま続けましょう。趣味がない人はイチから新しいことを始めることを億劫《おっくう》に感じるかもしれません。そんなときには、**昔やってみたいと思っていたことや、あこがれていたことにチャレンジしてみましょう。**

Chapter 4（119ページ〜）では特に「脳に効く趣味」をピックアップしているので、ぜひ参考にしてください。もちろん、本書で紹介していない趣味でもOKです。**大事なのは「楽しんで」「やりたい」と感じること**です。

趣味を楽しむことは考える力や記憶力アップに役立ち、実践することで外に出かけたり、人と会ったり、体を動かしたりと、多方面からの刺激が脳に伝わります。

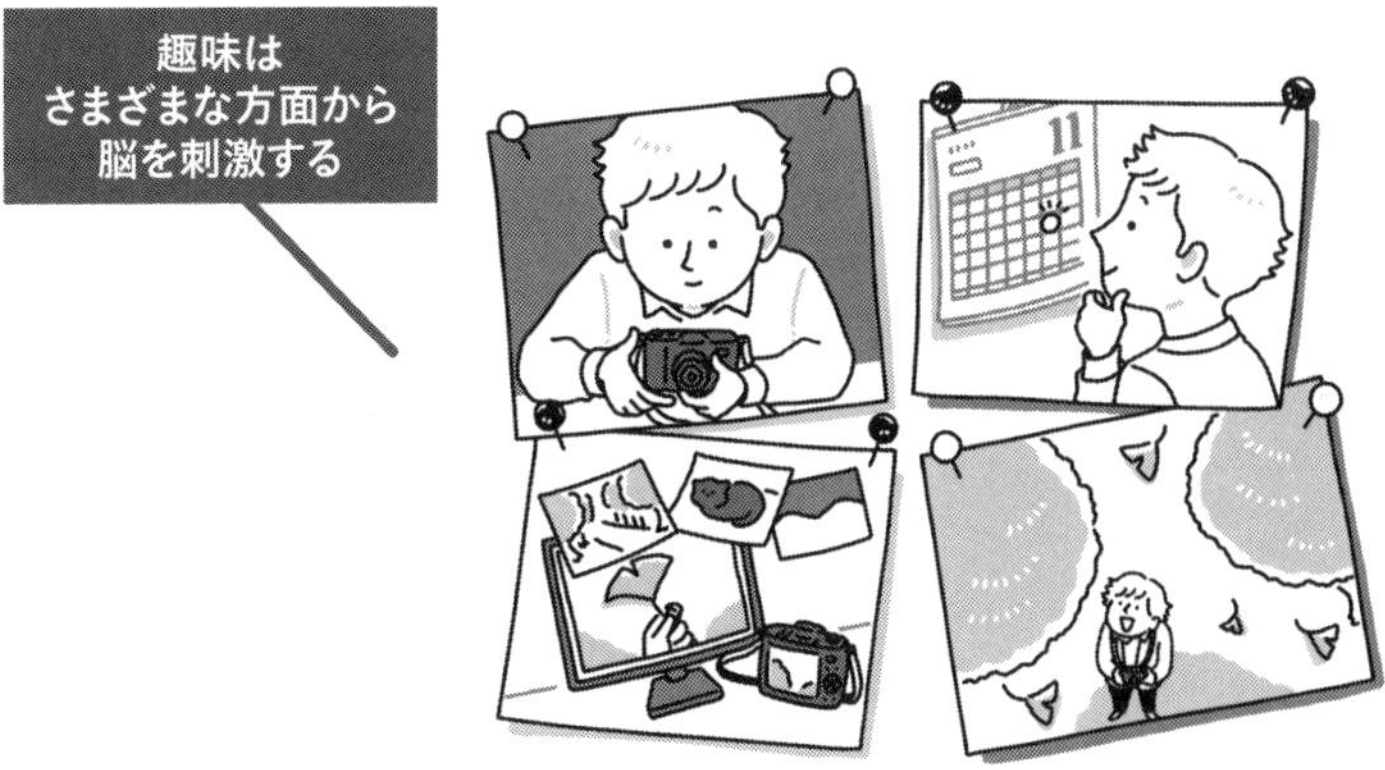
趣味は
さまざまな方面から
脳を刺激する
11

巻には脳を若返らせることについての情報がたくさんありますが、たくさんの人を長期間にわたって調べた疫学研究で、脳の若返りに役立つことが明らかになっているものは、それほど多くありません。

keyword 2

キーワード②

「運動は脳の若返りサプリ」

現在、**疫学研究によって認知症のリスクを下げる効果があることが明らかなものの代表が「運動」**です。なかでも、**有酸素運動は、神経細胞の栄養となるBDNF（脳由来神経栄養因子）が体内でつくられるのを促し、それが海馬に送られると神経細胞が新しくできる**ことがわかっています。

BDNFは加齢とともに減少し、脳の萎縮が進んでいる人ほど少ない傾向があります。有酸素運動によってBDNFが増えることは、海馬での神経細胞の増殖を促し、認知症の改善や予防に直接的に働きかけると言えます。

こんな運動が脳を若返らせる

1　軽く息が上がる程度の運動

ハードな運動は必要ありません。息が軽く上がる程度の有酸素運動で十分です。ウオーキングなどを自分に合ったペースで行いましょう

2　できれば毎日、少なくとも週に3回以上

大切なのは継続することです。毎日行うのが理想ですが、難しい場合は2日に1回など、週に3回以上は運動する時間をとりましょう

3　10〜15分の運動を積み重ねる

運動のためにまとまった時間がとれない場合は、10〜15分程度の運動を1日に2〜3回行うのでもOK。すき間時間を利用しましょう

4　掃除や買い物などの「家事」も運動

床掃除や窓拭き、洗濯物を干す、買い物をするといった家事も体を動かしているので立派な運動になります

5　楽しく続けられる運動を見つける

イヤイヤするのは脳によくありません。楽しいと感じられるものを探しましょう。楽しければ続けられますし、ストレス解消にもなります

▼

脳に効く運動はChapter1（25ページ〜）へ！

キーワード③

keyword 3

「コミュニケーションは最高の脳トレ」

もっとも簡単で効率よく脳を活性化する方法は、「人と話すこと（コミュニケーションをとること）」です。

人と話しているときは、相手を楽しませよう、喜ばせよう、びっくりさせようなど、いろいろなことを脳のあらゆる領域を使って考えています。実は、**人と会って交流すること、もっと言えば社会と関わりを持つことは脳をフル稼働させています。**

コミュニケーションは単に言葉をやりとりするだけではありません。話しているときの表情、声の大きさや抑揚などから相手の気持ちを推察して、返す言葉を考えています。実際に会って話すと微妙なニュアンスまで読み取れますが、コロナ禍以降、な

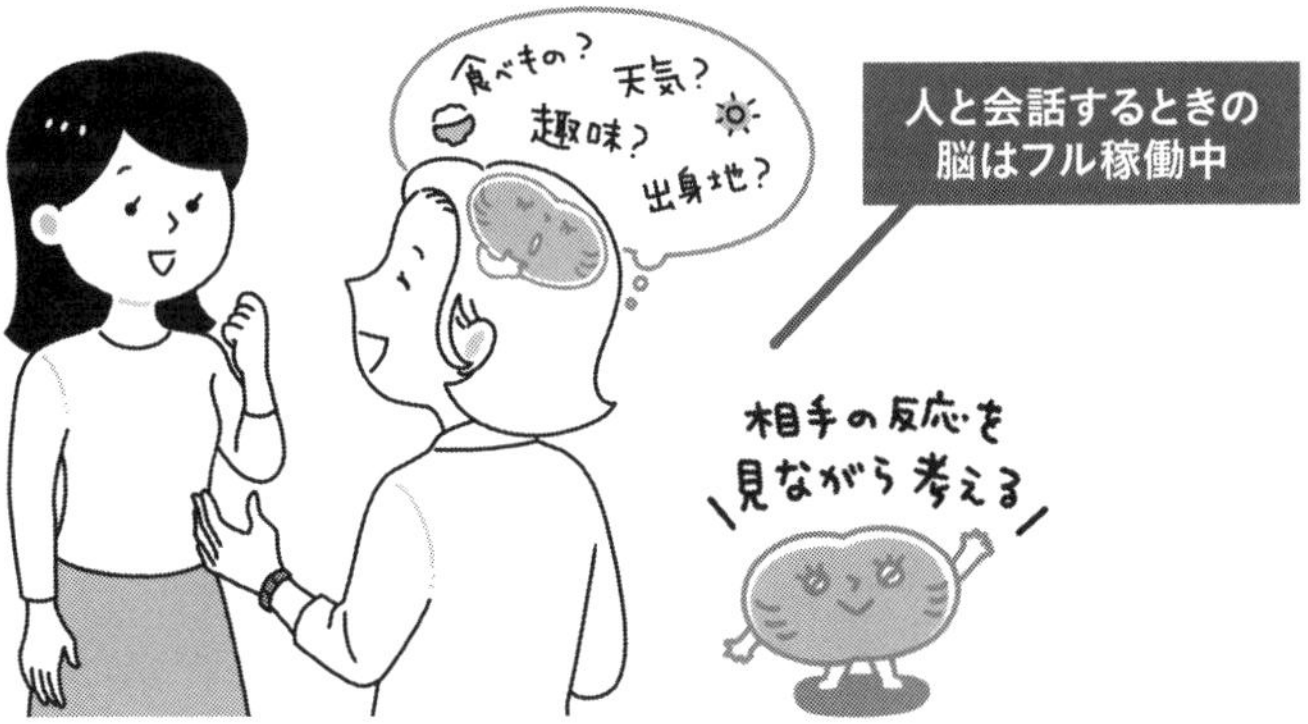
食べもの？
天気？
趣味？
出身地？
人と会話するときの
脳はフル稼働中
相手の反応を
見ながら考える

かなか難しい場合もあります。

そんなときには、**電話やメール、SNSなどを上手に活用しましょう。**最近は、インターネットやスマホを使うと顔を見ながら話すこともできます。微妙なニュアンスは伝わりにくいのですが、コミュニケーションがとれないよりは、こうした文明の利器をどんどん利用しましょう。

ひとり暮らしで引きこもっていると、コミュニケーションをとる機会がほとんどなくなります。社会との関わりを持って積極的に人と交流し、相手のことを理解して思いやり、考えて話すことで、脳はたくさんの刺激を受けることになります。古代ギリシアの哲学者アリストテレスは「ヒトは社会的動物である」と述べています。その言葉通り、人はコミュニティ（集団）でコミュニケーションをとりながら生活したほうがいいのです。

keyword 4

キーワード④

「手先・指先を動かそう」

「脳トレ」と聞くと、クロスワードパズルなどの認知トレーニングや、指先を動かす手指遊びを思い浮かべる人が多いかもしれません。

クロスワードパズルは考えることで脳を刺激しているのですが、手指遊びが脳トレになるのにはちゃんと理由があります。手指を動かすと脳が活性化することを示す研究報告は、いくつもあります。

医学生が生理学の授業で学ぶ「ホムンクルスの図」（次ページ参照）は、カナダの脳外科医ペンフィールド（1891〜1976）が、ヒトの脳を電気刺激して、大脳皮質の運動《うんどう》野《や》や感覚野《かんかくや》と、人間の体のさまざまな部位の機能との対応関係をまとめたものです。

この図を見ると、体幹に比べて手指や足指、口、唇、舌などが非常に大きく描かれています。**イラストで表した部位の大きさは、その部位を刺激したときに脳に伝わる刺激の大きさと比例していて、大きく描かれている部位を刺激**

すると、それだけ大きな刺激が脳に送られることを示しています。

手指遊びのいいところは、なんの道具もいらず、ひとりでできる点です。本書でもChapter 3（87ページ〜）で手指体操や足指体操を紹介しています。簡単なものばかりですが、慣れていないとうまくできないかもしれません。特に薬指や小指はふだんあまり動かしていないので、うまく動かせないことがよくあります。

最初はできなくても、続けているうちにスムーズに動かせるようになりますから、根気よく続けてみましょう。

できないからとイライラするのは禁物です。ストレスは脳にダメージを与えますから、楽しんでチャレンジしましょう。

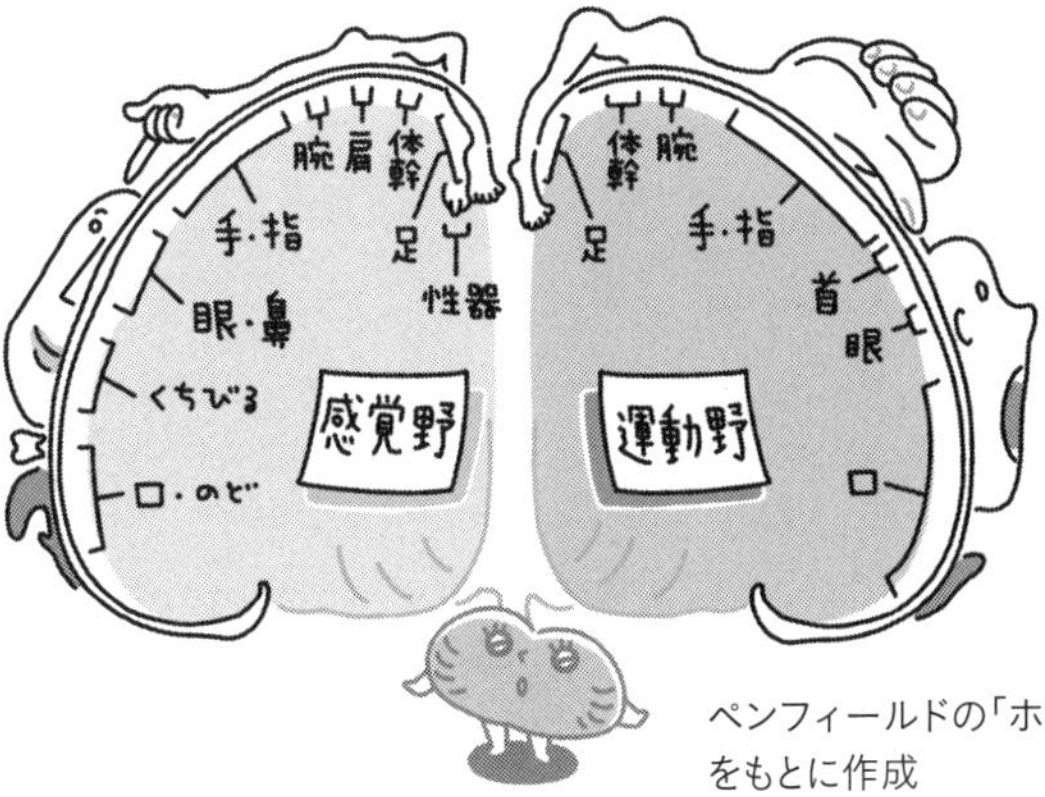

ペンフィールドの「ホムンクルスの図」をもとに作成

keyword 5

キーワード⑤

「食べるもので脳は変わる」

脳を活性化する食べ物や食べ方は、テレビやインターネットなどでたくさん紹介されています。実際のところ、特定の栄養素が脳に効くことを示すエビデンスは、それほど多くありません。むしろ、**カロリーを抑えること、肉より魚を食べ、野菜中心で、適度に果物を摂《と》ること、といったバランスが大事なのです。**

食事が脳に与えるのは良い影響だけではありません。食べ物や食べ方によって脳にダメージを与えることも明らかになっています。

特に注目されているのが、血糖コントロールと動脈硬化予防です。糖尿病が認知症のリスクを高めることを示す研究報告はいくつもありますし、脳に酸素や栄養を送る血管を若々しく保つためには動脈硬化予防が必須です。

血糖値は食事で摂る炭水化物の量や種類で変動しますし、動脈硬化も食事の影響が

料理で脳を使い、食事が脳をつくる

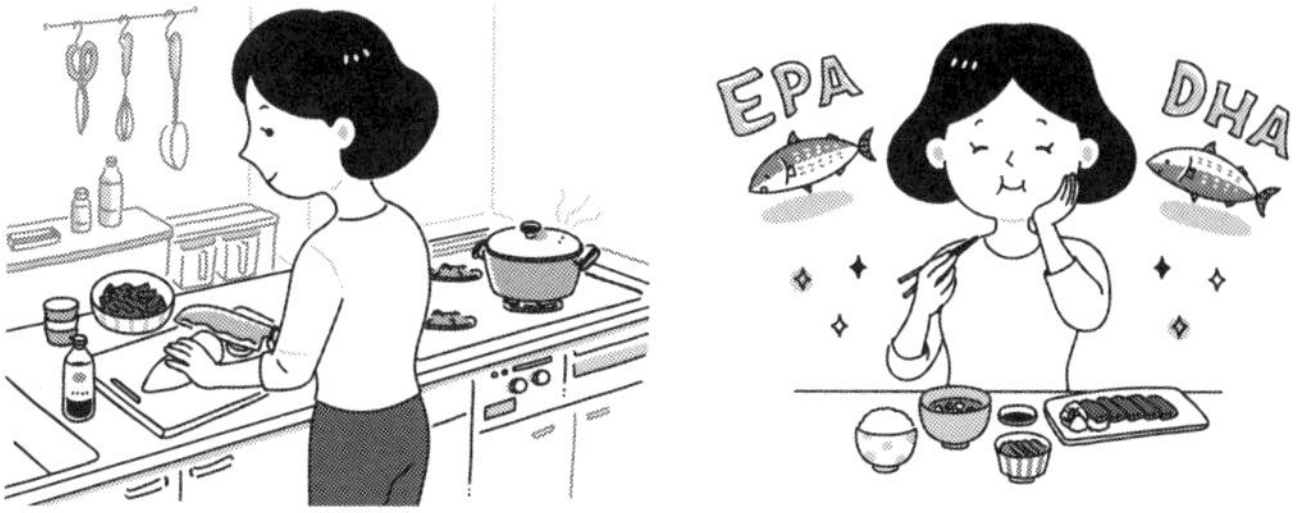

大きいと言われています。

どちらも、食べ方などちょっとした工夫がコントロールや予防につながりますから、Chapter 5（139ページ〜）を参考にして脳を活性化する食事を心がけてみてはいかがでしょうか。

そしてもうひとつ。**食事はつくることでも脳を活性化してくれます。**料理をするときには、献立を考えて、買い物に行き、手順を考えて、材料を切る、食材を炒める、煮る、使った調理道具や食器を洗うなど、複数の作業を同時進行でこなします。料理をすること自体が、脳をフル稼働させる脳トレになるのです。料理を趣味にして、脳に効く食材を取り入れたり、それらをおいしく食べるための献立を考えたりすれば、それこそ一石二鳥です。

keyword 6

キーワード⑥

「楽しいことを楽しく、心から」

脳トレで陥りがちなのが、「うまくできないとダメだ」「毎日やらないと効果がない」といった「ねばならない思考」です。**勉強も同じなのですが、「楽しむこと」がいちばん大事です。イヤイヤやることは脳に良い影響を与えてくれません。**

パズルなどが苦手な人は無理にする必要はありません。ウオーキングだって毎日必ず行わなくてもいいですし、雨の日に無理に外に出なくてもいいのです。

真面目な人ほど「そんないい加減な！」と思われるかもしれませんが、がんばりすぎることは避けましょう。ちょっとがんばるくらいならいいのですが、がんばりすぎてしまうと心身に無理を強いてストレスになります。

そもそも脳はストレスに弱くできています。思考したり判断したりする役割を担う前頭前野《ぜんとうぜんや》や記憶力を左右する海馬は、過度なストレスによって萎縮することがわかっています。イヤなことを無理にがんばると、かえって脳へのダメージになりますから、「楽しんでできること」を試してください。

　好奇心の源になるのは「いろんなことを楽しいと思う気持ち」です。楽しくなければ続きませんし、好奇心も湧いてきません。

　自分が幸せと感じているかどうかという「主観的幸福度」が、寿命に影響することがわかりました。喜びや幸せ、楽しさを感じる機会が多い、主観的幸福度の高い人ほど寿命が長いらしいのです。「主観的」というのがポイントで、自分自身が幸せかどうかで決まるとのこと。おそらく、ポジティブな気分が続くとそれだけ心身にかかるストレスが減り、それらが脳や体の老化予防に役立っているのでしょう。

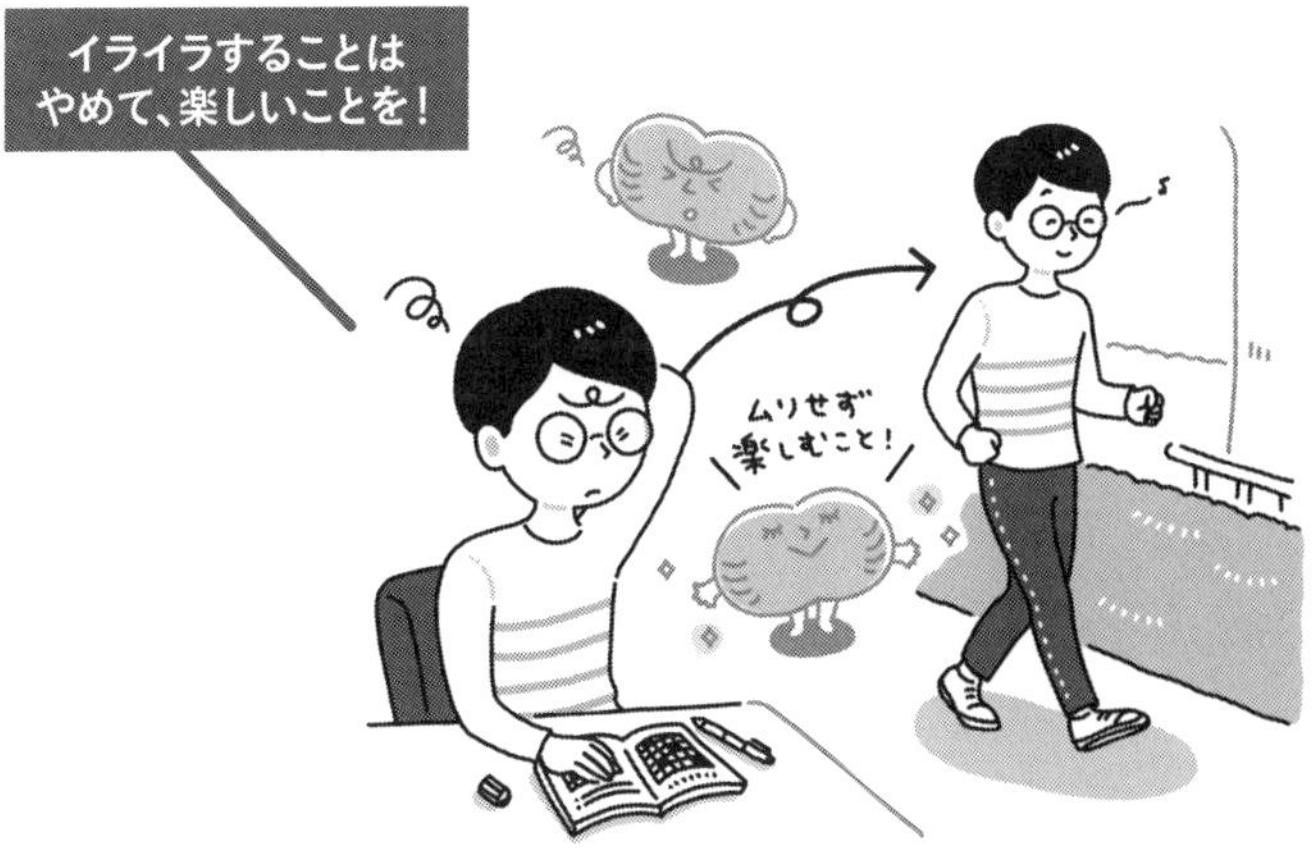
イライラすることは
やめて、楽しいことを！
ムリせず
楽しむこと！

キーワード⑦

keyword 7

「三日坊主でもOK。やろうと思うことが大事」

自分が楽しめることがすぐに見つかる人はいいのですが、なかには、あれもこれもとやってみて、どれもピンとこないという人もいるでしょう。**いつも三日坊主で続けられないと落ち込んでしまうかもしれませんが、まったく問題ありません。**むしろ、さまざまなことに興味を持てる、好奇心旺盛ということですから、脳はたくさんの刺激を受けていることになります。

もちろん、ひとつの趣味に集中して楽しむことだっていいのです。そのぶん、深く濃密な時間を持つことができるのですから、それはそれで脳が強化されます。

大事なのは、「やろうと思う気持ち」です。それこそ、この本を手に取ってくださった皆さんは、「脳にいいことを知ろう」という好奇心があるのですから、その時点で

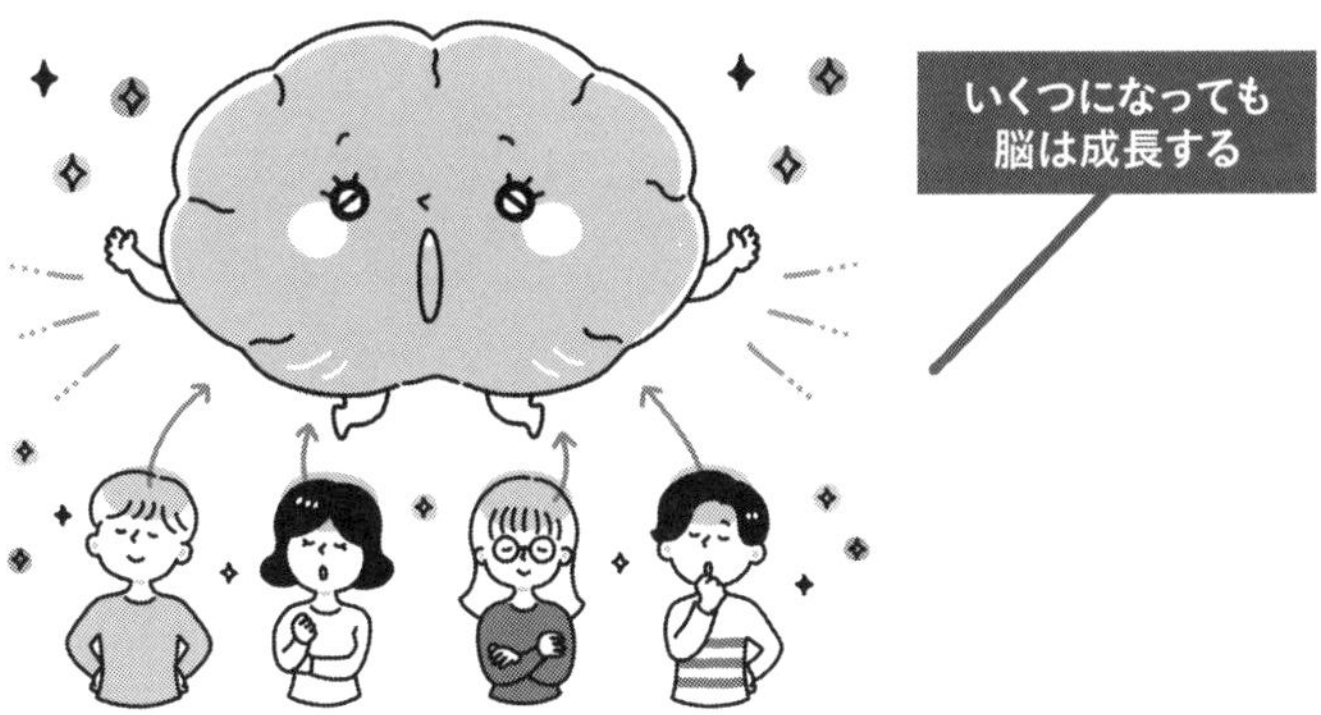

脳が活性化されています。

私はこれまでの研究から、脳は生きている限り、一生成長し続け、常に新しい能力を獲得することができると考えています。

90歳になっても100歳になっても脳が衰えない人は特殊な遺伝子を持っていたり、多額のお金をつぎ込んでいたり、ひと握りだけの特権ではなく、すべての人が等しく持つ脳の性質のひとつです。もっと言えば、脳そのものが「成長し続けたい」「新しい能力を獲得し続けたい」という本能を持っているように感じています。

歳を重ねて記憶力が落ちたときに、脳が老化したと感じてしまいますが、老化は能力の喪失ではありません。いくつになっても脳は成長できます。いまの自分に合った脳への刺激法を試してみましょう。

Column

大人になっても記憶力は低下しない！

大人になると新しいことを覚えたり、暗記したりすることが苦手になるので、「歳をとると記憶力は低下する」と思われている人は多いでしょう。

しかし、実際には記憶力を司る海馬の神経細胞は、大人になっても新しく生まれています。にもかかわらず記憶力が下がったと感じるのは、記憶方法の違いにあります。

子どもが得意な、情報を「コピー＆ペースト」するように覚える記憶法を「機械的暗記」と言います。大人も機械的暗記ができるのですが、その能力は子どもよりも低くなります。そのため、記憶力が落ちたと感じるのでしょう。

一方、大人が得意なのは情報を関連づけて覚える「連合記憶」です。大人は記憶したことが思い出せなくても、なんらかの形で脳内に残っており、すぐに思い出せなくても、きっかけさえあれば思い出せるのです。

大人になると、何かを覚えるときには、脳内にすでにある情報と結びつけて記憶します。脳内の情報が増えるほど、結びつけられる情報が増えて効率がアップします。

Chapter 1

体を動かすセルフケア20

運動は現在わかっている、もっとも効果的に脳を活性化できるトレーニングです。

体を動かすことは海馬の成長につながります。脳の健康維持に役立つ運動を始めましょう。

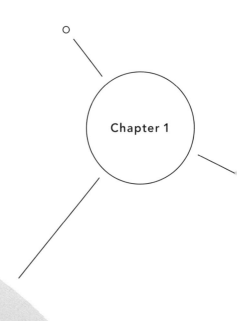

Motion 001

海馬《かいば》を成長させる 1日30分の有酸素運動

有酸素運動は脳を成長させることが、さまざまな研究で明らかになっています。**運動は記憶力を高める特効薬**と言ってもいいかもしれません。

有酸素運動が脳の活性化に役立つのは、神経細胞の栄養となるＢＤＮＦ（脳由来神経栄養因子）というタンパクの体内での合成が高まるからです。ＢＤＮＦの合成は加齢とともに減少するので、歳をとるほど有酸素運動が有効と言えます。

脳と運動に関する研究報告は数多くあります。

なかでも、アメリカ、ピッツバーグ大学が55～80歳の男女１２０人を対象に行った調査がよく知られています。研究班は被験者を、有酸素運動を行ったグループと行わないグループに分け、一年間の比較調査を行いました。

すると、**有酸素運動を行ったグループは海馬の体積が約２％増大していたのに対し**

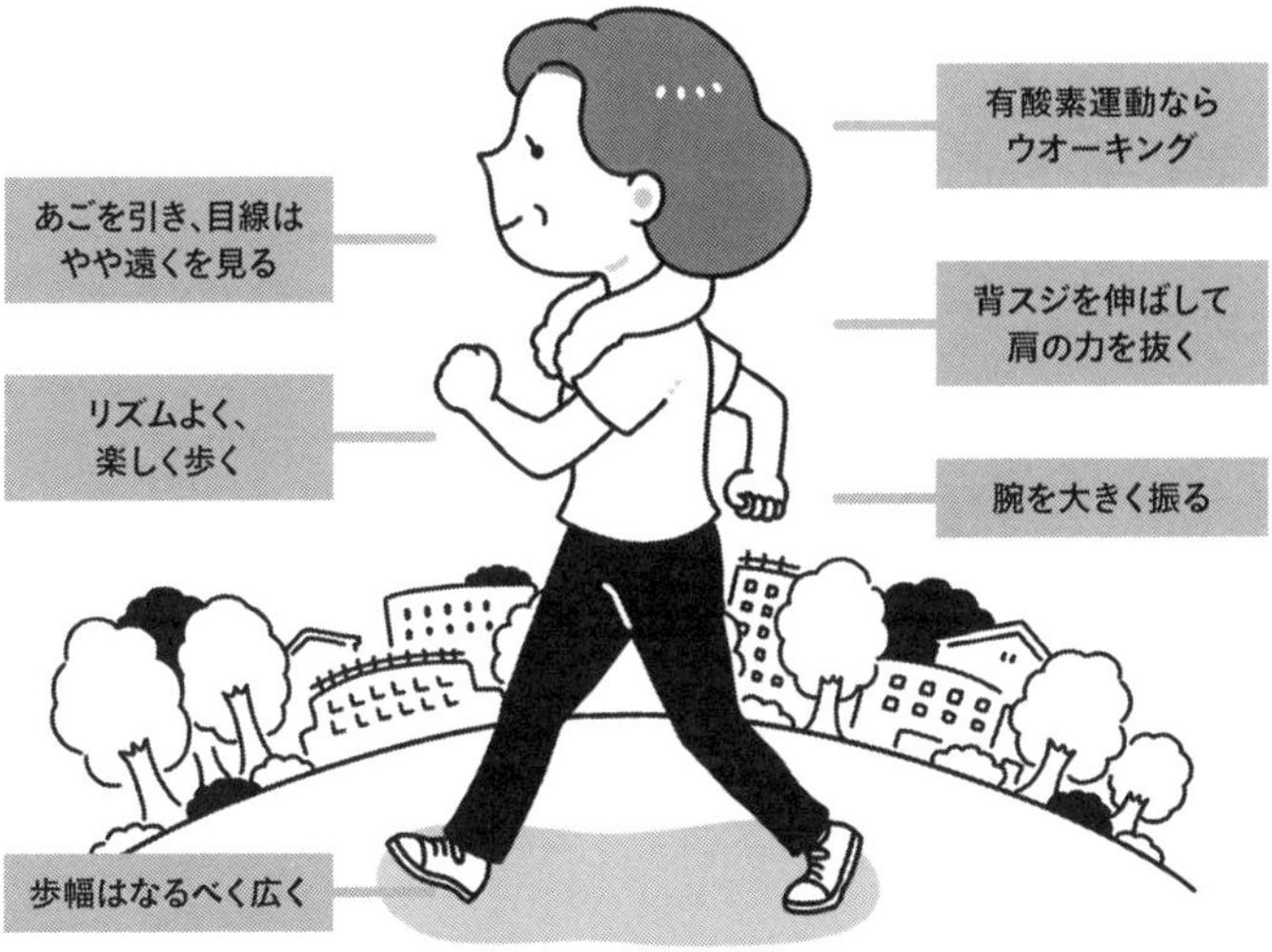
有酸素運動なら
ウオーキング
あごを引き、目線は
やや遠くを見る
背スジを伸ばして
肩の力を抜く
リズムよく、
楽しく歩く
腕を大きく振る
歩幅はなるべく広く

て、行わなかったグループは約1・4％減少していたのです（＊1）。この調査結果が発表されて、それまでの**「成人の脳は成長しない」という常識が覆されました。**

その後、海馬と運動に関する研究が積極的に行われています。日本でも、筑波大学の研究チームが、ラットの実験でストレスにならない程度の軽い運動が、海馬の神経新生（神経幹細胞から新たな神経細胞が分化すること）を促進することを実証しています（＊2）。

海馬は記憶を司っています。海馬が活性化すれば当然、記憶力も高まります。

一般的には1日30分程度の有酸素運動が効果的と言われています。

Motion 002

たった1分間で効果抜群！
階段上り下り

運動に時間をかけたくないという人には、階段を使った有酸素運動がおすすめです。たった1分間の運動なので、運動が苦手な人にも抵抗が少ないでしょう。

運動の内容は、階段を1分間、上り下りするだけのとてもシンプルなもの。ポイントはできる範囲の最高速度で階段を駆け上がることで、下りるときはゆっくりでかまいません。**20秒間階段を駆け上がり、下りてまた駆け上がることを3回繰り返します。これを週に3日、6週間続けるだけで、エアロバイクなどを用いた本格的なトレーニングと同様の健康効果が期待できる**そうです。

これは、カナダのマクマスター大学の研究グループが、インターバル速歩の健康効果に注目して行った研究の報告によるものです（*3）。

インターバル速歩とは、「速歩き」することと「ゆっくり歩く」ことを交互に繰り

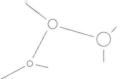

階段上り下りのやり方

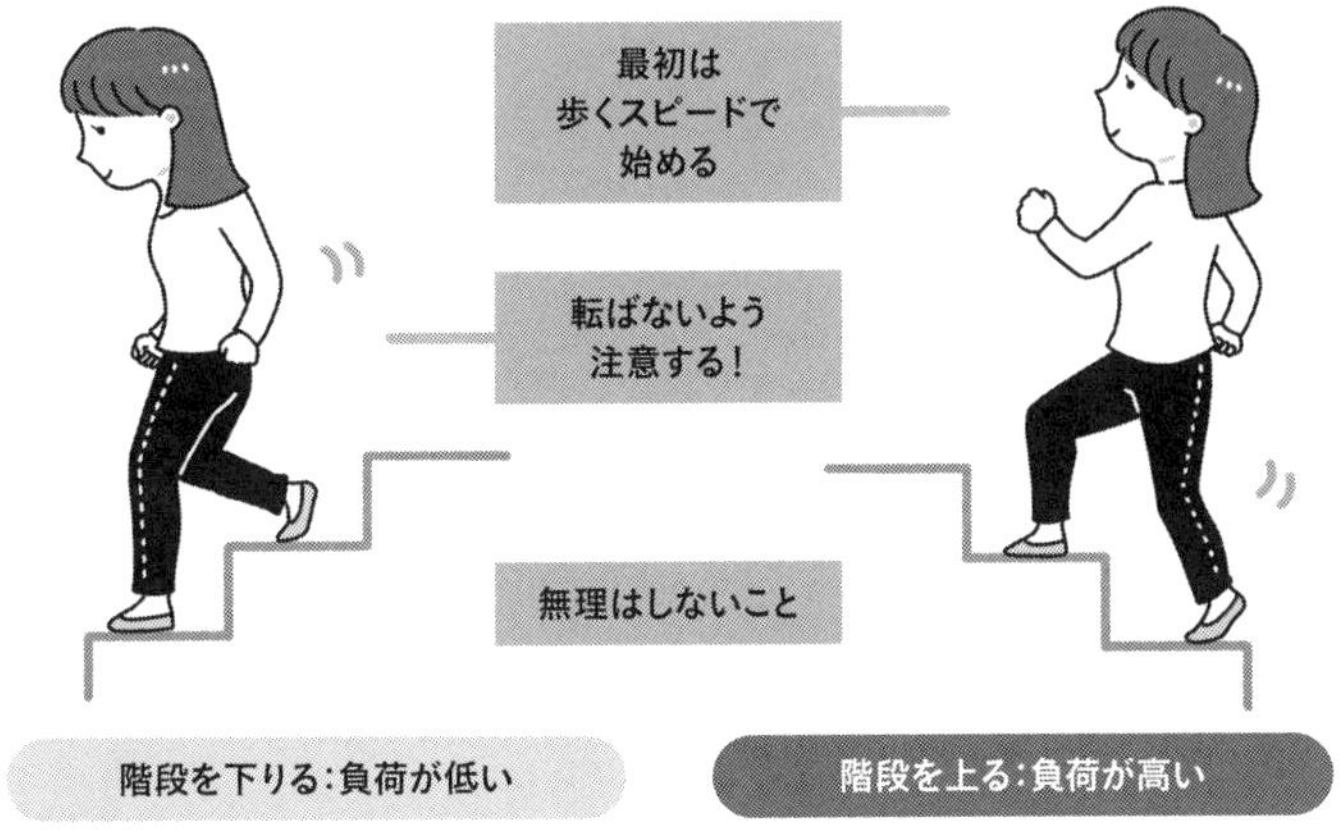

最初は歩くスピードで始める
転ばないよう注意する！
無理はしないこと
階段を下りる：負荷が低い
階段を上る：負荷が高い

返す運動です。これまでの研究で、筋力や心肺機能が効果的に鍛えられることが報告されています。**階段上り下りは、上るときには負荷が高く、下りるときには負荷が軽くなるので、自然とインターバル速歩となり、短時間で効率のよい運動効果が得られます。**

研究班によると、1分間の階段の上り下りで、40〜60分の持久力トレーニングと同程度の効果が得られるとのこと。1分間ならほんのちょっとの空き時間にできます。自宅の階段で行えば、着替える必要もありません。ぜひ試してみてください。ただし、階段での転倒は骨折のリスクが非常に高いので、くれぐれも無理はしないようにしてください。

Motion 003

視界がきかない動きが脳を活性化
後ろ歩き

有酸素運動ではありませんが、**後ろ向きに歩くことも脳の活性化につながります。**

ふだんやり慣れていない動きをとることは、脳への新しい刺激になります。**後ろ向きに歩くことは、視界がきかない中での動きなので、体の動きに意識が向いて、自分がどう動いているかを感じやすい**と言われています。

やり方は簡単です。腰に手を当てて、背スジをまっすぐに伸ばし、後ろ向きにまっすぐ歩きます。最初はゆっくり、そろりそろりと歩きましょう。慣れてきたら、つま先立ちになって歩くと、ふくらはぎへの負荷がかかり、筋力トレーニングの効果が高まります。グラグラする場合は、無理をせず、ふつうに歩くだけでかまいません。

転ぶと危険なので、ものを置いていない、段差のない廊下などで行いましょう。最初はスタスタ歩けないかもしれません。ゆっくり、注意深く行いましょう。

Motion

004

バランス能力を高める 片足立ち

高齢期で認知機能の低下を招く大きな要因となるのが、転倒による骨折です。筋力の低下も要因ですが、バランス感覚の低下も大きく関係しています。

バランス感覚を鍛えるのに適しているのが片足立ちです。文字通り、片足で立つだけですが、意外とふらついてしまう人もいます。

まずは目を開けて片足で立ってみましょう。上げていた足が床についたり、手にものが触れたりした時点で終了です。スマホなどのタイマー機能を使って、立っていられる時間をチェックしましょう。**60秒間ふらつかなければ、次は目を閉じて60秒間片足立ちしてみてください。これもふらつかなければバランス感覚は上々です。**

ふらついてしまう場合は、バランス感覚が低下しています。バランスを維持するための脳の働きが低下しているかもしれません。片足立ちでトレーニングしましょう。

Motion
005

歩きながらバランス感覚を鍛える
一直線歩行

ふだん、まっすぐ歩くことはあまり意識していないかもしれません。**まっすぐ歩くこともバランス感覚を鍛えるいいトレーニング**になります。

板目がある廊下などで、板目のまっすぐな線の上に足を乗せるようにして歩いてみましょう。上体がふらついてしまう場合は、バランス感覚が衰えています。

ふらつく場合は、両手でバランスをとりながら歩きます。ふらつかず、目線をまっすぐ前に向けられるようになれば第一段階クリアです。

慣れてきたら、腕を組んで歩いたり、目を閉じて歩いてみたりしてください。腕を組むだけでバランスがとりにくくなりますし、目を閉じると感覚がつかめず歩きにくくなります。これらもできるようになったら、目を閉じて、腕を組んで歩くとバランス感覚がかなり鍛えられます。転倒しないよう、無理はしないでください。

Motion

006

全身運動と動体視力アップになる
キャッチボール

キャッチボールはボールを投げる、動くボールを目で追いかける、受け取りやすい場所を目測して動くという、なかなか複雑な動きが必要とされます。遊びながら有酸素運動ができますし、動体視力が鍛えられるのでおすすめです。

慣れていないと遠くに投げることはできませんし、ボールをキャッチするのも難しいので、本格的なものでなくてかまいません。**最初は、家の中のちょっと広い座敷などで、ボールは新聞紙を丸めたもので試しにやってみましょう。**

上から投げるとボールに勢いがついてしまうので、最初は下から投げましょう。相手が受け取りやすい場所に投げるのも、楽しく続けるコツです。

慣れてきてもっと本格的にやりたくなったら、ゴムボールなどを使って屋外でチャレンジしてみてください。動きが増えますし、キャッチするのも難しくなります。

Motion

007

下半身の筋肉を鍛える
スクワット

老化予防にすすめられる運動として、スクワットを真っ先に思い浮かべる人が多いかもしれません。歩けなくなると認知機能は極端に低下します。骨折して寝たきりになり、そのまま認知症を発症するケースも少なくありません。

転倒予防には下半身の筋肉の強化が有効です。スクワットは太ももやふくらはぎ、体幹の筋肉がつくので転倒予防にはもってこいの筋力トレーニングと言えます。

場所を選ばず、立つスペースがあればどこでもできるのも魅力です。

まずは一般的なスクワットをやってみましょう。腰はできるだけ深く下ろすと負荷が大きくなります。きつい場合は浅めにして、ちょっとキツいかなという程度まで下ろします。腰が下ろせなかったり、ふらついたりする場合は、背中を壁につけた壁スクワットでもOK。壁にもたれてスクワットをするイメージで行いましょう。

スクワットのやり方

①　両足を肩幅より少し広めに開いて立ち、つま先はやや外側に向け、背スジを伸ばす

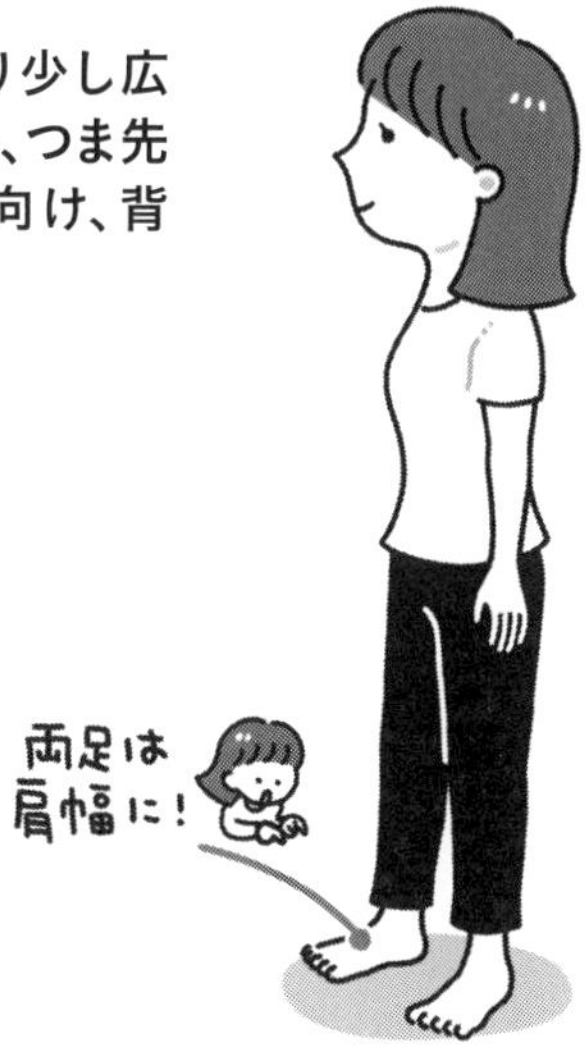

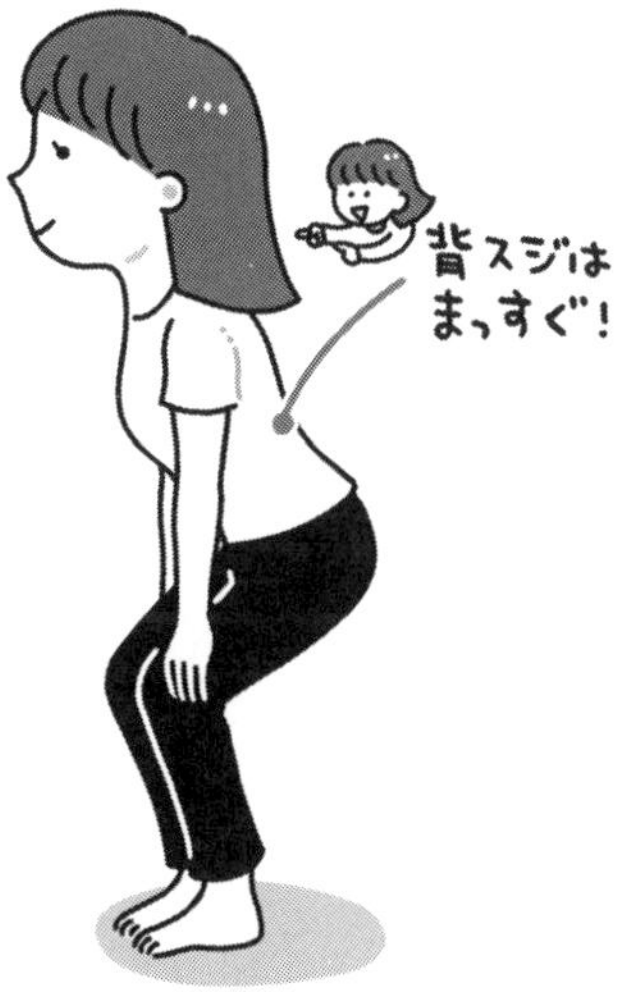

②　ゆっくりとひざを曲げて腰を下ろす。ひざはつま先の前より出ず、背中が曲がらないように気をつける

＊10〜20回繰り返す。

POINT　・壁にもたれて行うとやりやすい

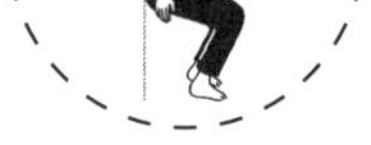

Motion
008
座った状態で下半身を鍛える イスもも上げ

スクワットがキツくてしんどいようでしたら、**イスに座って行うもも上げをおすすめします。自分の脚の重さを利用した筋力トレーニングで、ひざや太ももの筋肉や腹筋を鍛えることができます。**

イスに座って行うので、誰でも無理なく行うことができるのも魅力です。

「太ももを上げるだけなのに筋力トレーニングになるの？」と思われるかもしれません。勢いをつけて動かすときは筋肉をそれほど使いませんが、ゆっくりと動かすときには脚の重さがかかって適度な筋力トレーニングになるのです。

物足りないようなら、座った状態のまま両脚をいっしょに持ち上げてみましょう。できるだけ胸に近づけると負荷が大きくなります。

どちらのトレーニングでも、おなかから下の筋肉を鍛えることができます。

イスもも上げのやり方

① イスに座って座面を持ち、背スジを伸ばす

② 片脚を床と水平になるように持ち上げ、伸ばした状態でさらに上に引き上げる

③ 反対の脚も同様に行う

＊10回程度行う。

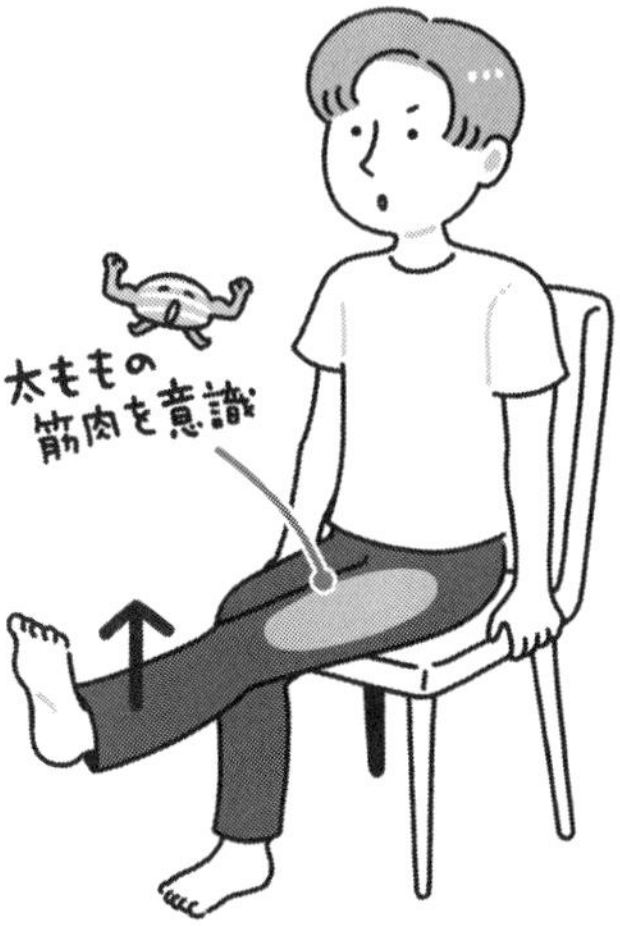
太ももの
筋肉を意識

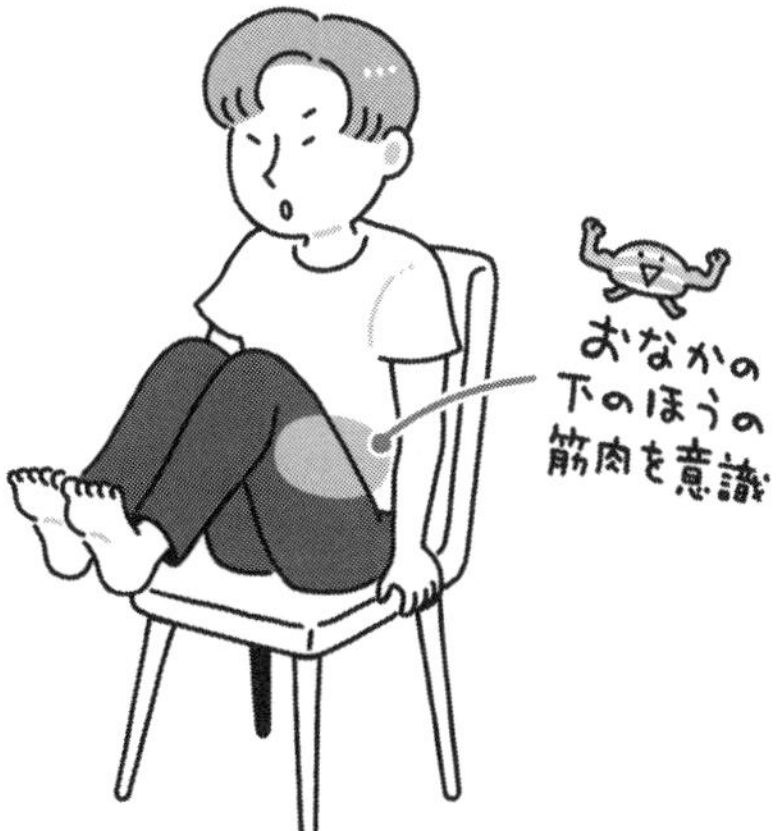
おなかの
下のほうの
筋肉を意識

① イスに座って座面を持ち、背スジを伸ばす

② 両ひざをそろえて、胸のほうにゆっくり引き上げる

＊10回程度行う。

＊無理に上げないこと。
　転倒しないよう気をつける。

POINT　・息を止めず、ゆっくり呼吸しながら行うこと

Motion 009

フェイスラインがアップする顔ストレッチ

笑うこと自体がストレス解消になりますし、楽しい気分のときにはドーパミン、セロトニン、エンドルフィンといった神経伝達物質が分泌されています。**笑うことも認知症予防に効果があると言われています。**

どれも気分を良くする作用があり、ドーパミンは意欲を高める、セロトニンやエンドルフィンは幸福感をもたらすとされています。また、動物実験ではエンドルフィンが社会的安心感をもたらすとも言われています。

ちょっとこじつけになりますが、いつでもいい笑顔になれるよう、顔の体操はいかがでしょうか。顔全体の筋肉がほぐれ、血流がよくなります。また、口角やフェイスラインが上がり、見た目が若々しくなります。大きく「あ・い・う・え・お」と言いながら口を動かすだけなので、すき間時間におすすめです。

顔ストレッチのやり方

あ 口を大きく開ける

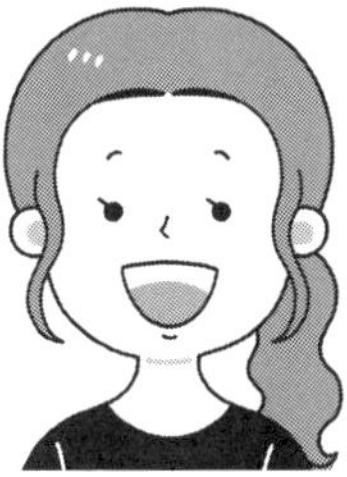

い 口角を両サイドに広げるように開ける

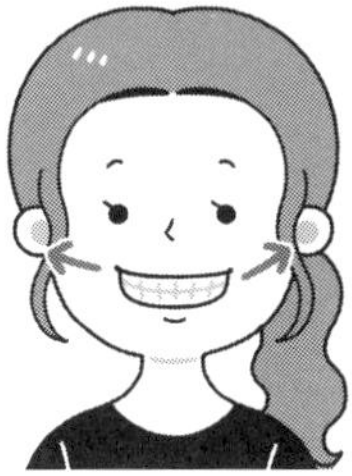

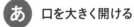

う 口をすぼめる

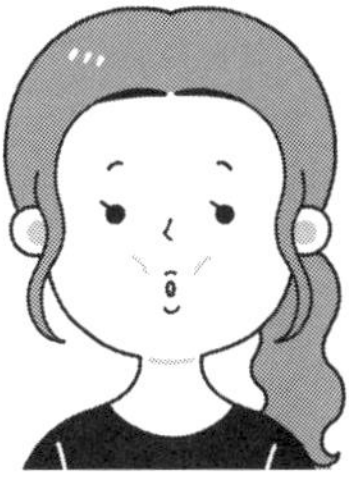

POINT

・ひとつの音ごとに5秒ほどキープ

え 口を縦と横に大きく開ける

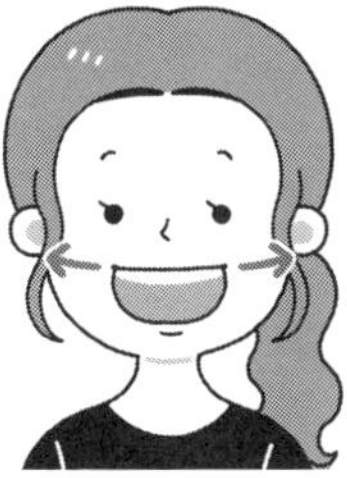

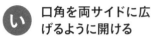

お 口を縦に開ける

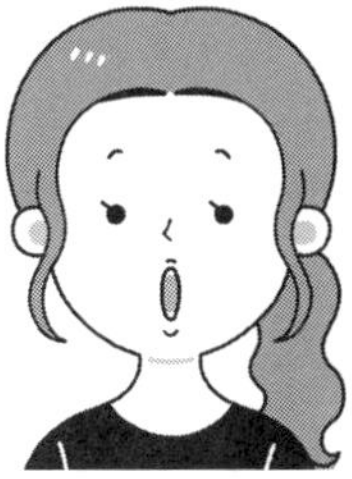

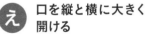

Motion

010

肩こり解消と脳への血流アップ
肩甲骨ストレッチ

下半身を動かしたら上半身も動かしましょう。全身のバランスがとりやすくなります。特に、肩甲骨《けんこうこつ》周辺はこりやすいので、意識して動かしてほぐしましょう。

肩がこると首もこりやすくなります。**首には脳につながる太い動脈があるので、首がこって血流が悪くなると、頭痛の要因になりますし、脳に送られる酸素が十分に送られなくなってしまいます。**

デスクワーク中心の人や、ストレスがたまって肩に力が入りがちな人は、肩甲骨を動かしてあげましょう。

ゆっくり呼吸しながら肩甲骨周りをストレッチすると、全身の筋肉が伸びて、ストレス解消にも効果的です。仕事や家事の合間に、ぐーっと伸びをするだけで、首や肩のこりがずいぶん違って感じるでしょう。

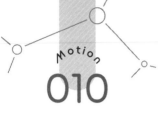

肩甲骨ストレッチ

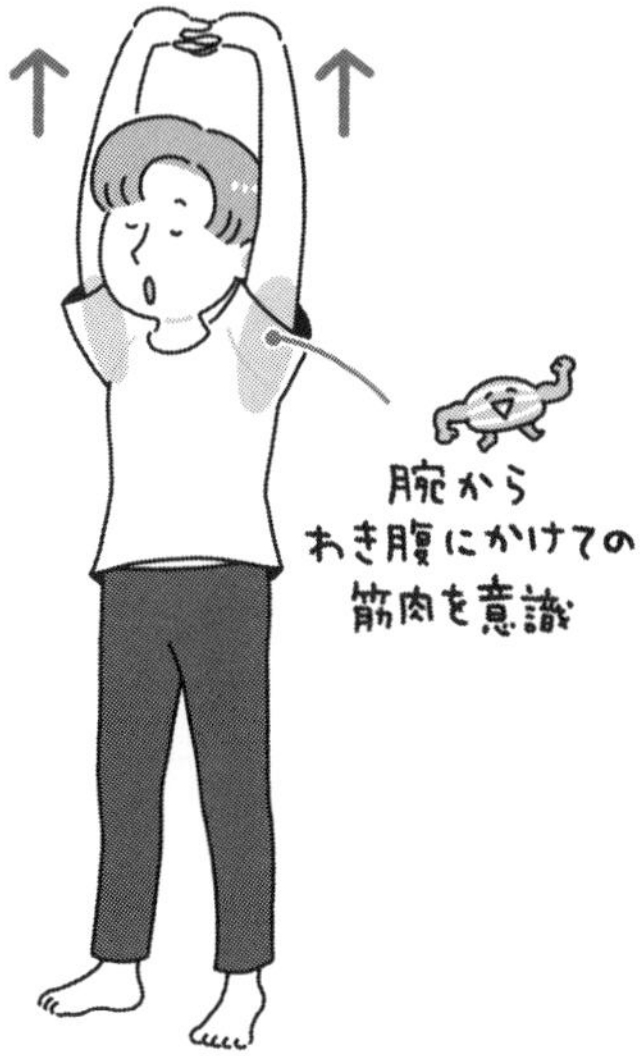
腕から
わき腹にかけての
筋肉を意識

① 両足を肩幅くらいに開いて立ち、両手を体の前で組んで、ぐーっと頭の上に伸ばす。ゆっくりと10秒数えてから力を抜く

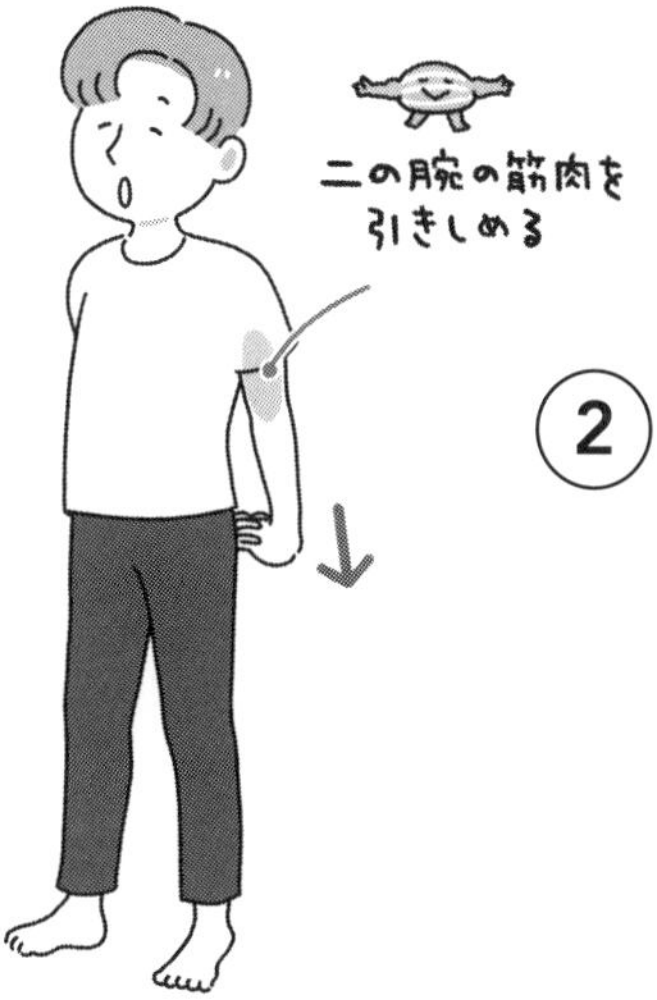
二の腕の筋肉を
引きしめる

② 手を下ろしたら、両手を背中側で組み、手のひらを地面に押しつけるイメージで両手を伸ばす。ゆっくりと10秒数えてから力を抜く

Motion 011

体を動かすだけでなく心もうるおう
ガーデニング

体を動かすことは有酸素運動や筋力トレーニング以外にもあります。例えば、**植物を育てるガーデニングは、体を動かしますし、脳にもいい刺激を与えてくれます。**

植物は毎日の水やりや害虫の駆除、剪定《せんてい》など、世話することがたくさんあります。鉢植えの場合は、雨が続いたときには根腐れしないように雨が降らない場所に移動したり、逆に炎天下のときは日陰に移動して水をたっぷりあげたりなど、**天気によって世話の仕方が異なります。臨機応変な対応を求められるので、考える力がつきます。植え替えのときには土を交換したり、鉢を移動したり、肉体労働もあります。**

何より、きれいな花が咲いたときの感動や達成感は心のうるおいになるでしょう。最初は鉢植えから始めて、楽しくなったら、育てる数も増やしていきましょう。全体のバランスを考えて花の配置を工夫するなど、楽しみが増えていきます。

Motion

012

慣れていない買い物が脳を刺激する
初めてのおつかい

食料品や日用品の買い物は、ふだんからしている人にとってはルーチンワークで難しいことではありません。しかし、初めてひとりでチャレンジ、となるととたんにエキサイティングな出来事になり得ます。

買い物を家族まかせにしている方は、この機会にひとりで買い物してみましょう。まず、事前に買い物リストをチェックします。商品名を見てピンとこない商品はどんなものか、パッケージなどを確認しておきましょう。

お店に到着したら、リストにあるものを探します。これが意外と大変で、**慣れていないとどこに何が置いてあるかわからず、店内をグルグル探すことになります。見つからないときには近くにいるスタッフにどこにあるか聞いてみましょう。**歩いて、探して、人に聞いて……。買い物は思ったより脳と体を使います。

Motion
013

楽しく、適度な有酸素運動
社交ダンス

有酸素運動ができてコミュニケーションもとれる、脳への刺激と活性化をもたらす運動と言えるのが社交ダンスです。

社交ダンスは男女でペアになり、ワルツ、ジルバ、ブルース、マンボといった、ゆったりとした音楽に合わせてステップを踏みます。**姿勢がよくなったり、リズム感がついたり、スタイルがよくなったり、見た目が若々しくなるのも魅力**です。

それほど激しい動きや複雑なステップを踏むわけではないので、高齢者にも人気が高いようです。ひとりではできないので、教室などに通う必要がありますが、友人が増えておしゃべりを楽しめるという利点がついてきます。

社交ダンスはダンスシューズがあれば始められます。興味があれば、近所にある教室を探して、まずは見学や体験を申し込んでみましょう。

Motion
014
ひざや腰への負担が少ないハードな運動
スイミング

運動しようにもひざや腰が痛くてできない、体が重くて思うように動けないという人には、水中での運動が適しています。本格的に泳がなくても、水中ウオーキングでも十分な有酸素運動になります。

水中の運動がいいのは**浮力でひざや腰にかかる体重が軽くなるためです。そのうえ、水の抵抗があるので、運動の負荷は高くなります。ケガをしにくいのも魅力です。**

市区町村などが運営する公共のプールであれば、手軽な料金で利用できます。自分のペースで通えるのも魅力です。ジムなどに通えば、月々の会費はかかりますが、筋力アップに有効な水中ウオーキングを教えてもらえたり、アクアビクス（水中で行うエアロビクス）などのクラスに参加したりすることができます。

自分に合ったやり方で楽しみましょう。

Motion 015

体・脳・心が刺激されるゴルフ

ゴルフも脳と体を使う運動の代表です。ルールを覚える必要がありますし、スコアをつけるなど頭も使います。プレー中はそれほど激しい動きはありませんが、プレー時間が長く、グループで行うためコミュニケーションがとれます。**激しい動きが少ないので、血圧が高いなど多少の不調があっても楽しめる**という利点もあります。

ゴルフのコースは長く、18ホールすべて回ると5時間くらいはかかります。ハーフの場合も2時間くらいかかるので、かなりの長丁場です。カートを使えば楽ですが、歩いて回るとかなりの体力を使うことになります。

いきなりゴルフ場でプレーするのは難しいので、最初は「打ちっぱなし（練習場）」での練習から始めましょう。ゴルフに慣れている友人を誘って、スイングチェックなどしてもらうと上達につながります。有料レッスンを受けるのもおすすめです。

Motion

016

持久力をつけるにはもっとも効果的 ジョギング

東京マラソンやオリンピックのマラソンなどをテレビで見て、自分もいつかフルマラソンを走ってみたいと思っている人は意外と多いのかもしれません。いきなりフルマラソンにチャレンジするのは無謀なので、まずはジョギングから始めましょう。**ジョギングはウオーキングよりも強い有酸素運動になります。**ダイエット効果が高いですし、持久力がついて、筋力や心肺機能もより高まります。**慣れてきて長距離を走れるようになったら大会に参加する、など目標を立てるのもがんばる励みになります。**

最初は早歩きから始めて、慣れてきたら走りながらしゃべれるくらいのペースを目安にしてください。走る距離は、2~3キロメートルなど無理のないところから始めて、徐々に長くしていきましょう。運動習慣がない人はウオーキングで2~3万歩、歩けるようになってからチャレンジしましょう。

Motion 017

古地図散歩

脳トレもいっしょにできて一石二鳥

故郷を思い浮かべてみてください。子どもの頃と風景が違っていませんか？20～30年経つと街並みは変わるものです。ましてや江戸時代、明治時代に比べると激変しているでしょう。**いま歩いている場所の昔はどうだったんだろうと想像するのはワクワクしませんか。そんな楽しみが体験できるのが古地図散歩です。**

テレビなどで江戸時代の古地図を元に散歩するといった企画が放映されて人気を呼び、江戸時代の古地図と現代地図を並べたガイドブックが刊行されています。さらに、東京、名古屋、大阪、福岡などの主要都市に対応した、明治から現代までの多種多様な地図、航空写真などが表示できるアプリも登場しました。

古地図を見ながら現代の街を歩けば、タイムスリップしたような気分が味わえるかもしれません。頭を使った散歩は脳トレに最適です。

Motion
018

少しハードなルートで心肺機能アップ
坂道散歩

ウオーキングは手っ取り早い有酸素運動ではありますが、平坦な道を歩いているときの負荷はそれほど高くありません。**筋力や心肺機能、持久力を高めたいのであれば、坂道のあるコースを選びましょう。**

坂道では平地よりも重力がかかるため、歩くときの負荷が大きくなります。自然と息が上がりますし、体幹も鍛えられて、いいトレーニングになります。**坂道を上るときは、歩幅をやや小さくして、上体を少しだけ前に傾けると歩きやすいフォームになります。**下るときは歩幅は小さめで、上体はまっすぐにして歩きましょう。

自宅の近くの坂道を歩いてもいいですし、地図を見てよさそうな坂があれば、その坂道を歩くために遠出してみるのも一興です。ウオーキング（有酸素運動）とお出かけがセットになって、脳にいい刺激を与えてくれます。

Motion

019

鼻呼吸

睡眠時無呼吸症候群にも有効

運動では呼吸も大事です。鼻づまりがあったり、ストレスが多かったりすると、酸素をたくさん取り込もうとして口で呼吸をしがちになります。もしあなたがいびきに悩まされているのであれば、呼吸を意識してみましょう。

寝ているときに口呼吸になると、舌がのどに落ち込んで気道が狭くなり、いびきを招くことがわかっています。いびきがひどいと睡眠中に呼吸がうまくできない「睡眠時無呼吸症候群」に陥りやすく、質のよい睡眠を得ることができなくなります。

また、口呼吸を行っていると、口の中が乾燥して、だ液の量が減ってしまいます。そうなるとむし歯菌や歯周病菌が増殖しやすくなり、口腔環境の悪化を招きます。

ほかにも、鼻粘膜には空気といっしょに吸い込んだ病原菌や異物を排除する防御機能が備わっています。感染症予防にも鼻呼吸がおすすめです。

鼻呼吸と口呼吸の違い

鼻呼吸

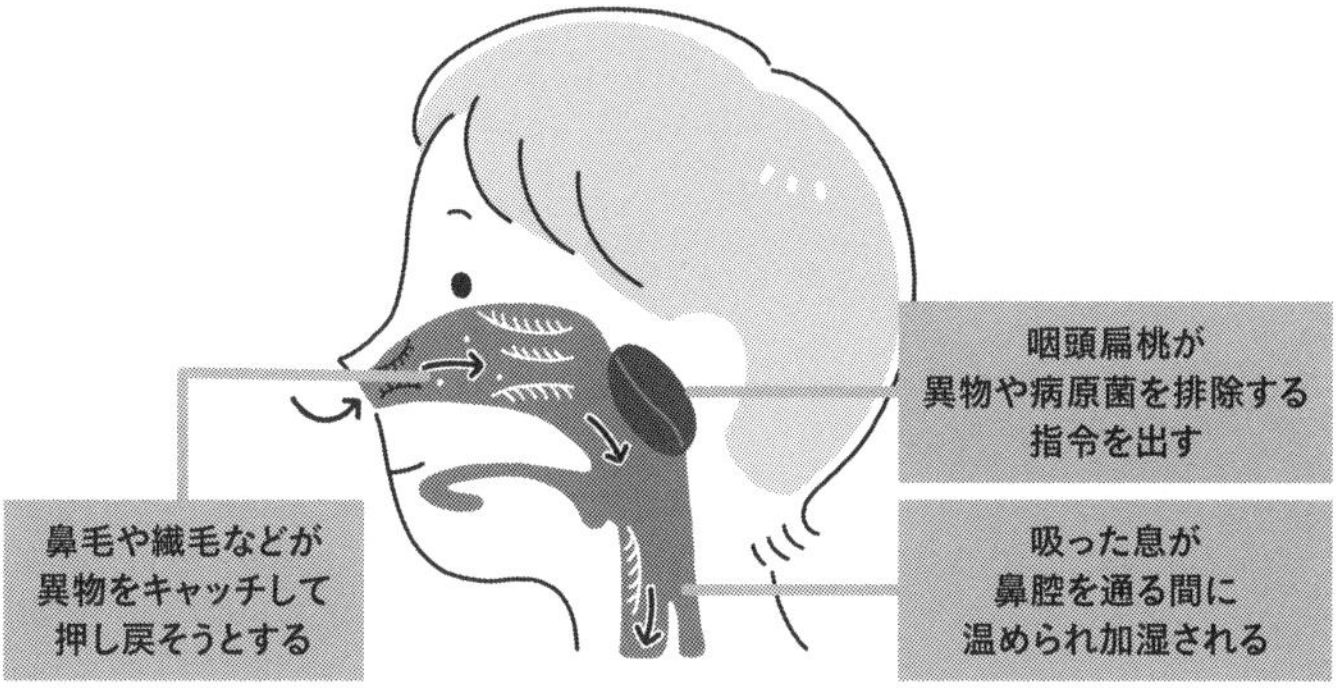
咽頭扁桃が
異物や病原菌を排除する
指令を出す
鼻毛や繊毛などが
異物をキャッチして
押し戻そうとする
吸った息が
鼻腔を通る間に
温められ加湿される

口呼吸

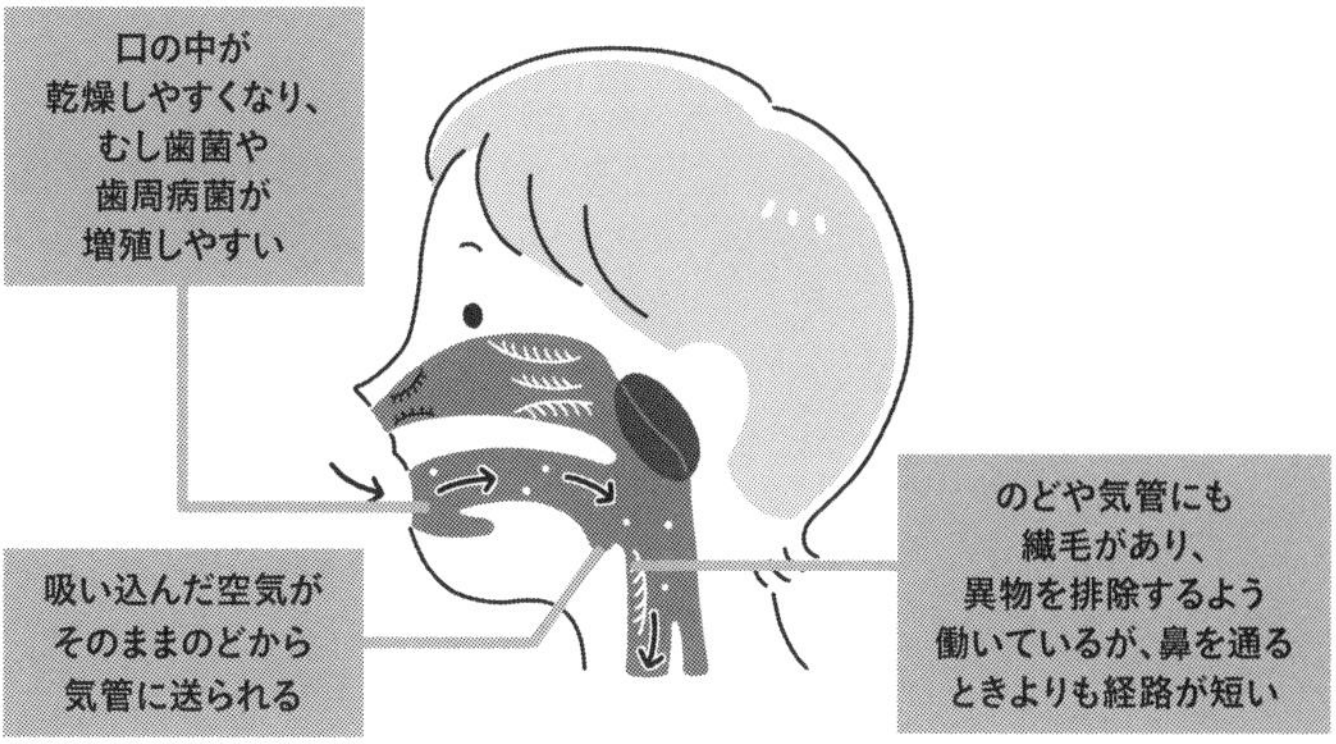
口の中が
乾燥しやすくなり、
むし歯菌や
歯周病菌が
増殖しやすい
のどや気管にも
繊毛があり、
異物を排除するよう
働いているが、鼻を通る
ときよりも経路が短い
吸い込んだ空気が
そのままのどから
気管に送られる

Motion
020

副交感神経を刺激してリラックス
腹式呼吸

脳の活性化だけでなく全身のリフレッシュのためにすすめたいのが腹式呼吸です。呼吸が重要なのは、脳がたくさんの酸素を消費しているからです。

脳はそれほど大きな臓器ではありませんが、全身に指令を出すために大量のエネルギーを必要としています。**1日に消費するエネルギーの約20％を脳が使っているので、エネルギーをつくり出すために必要な酸素もかなり大量**になります。酸素が不足すると脳はエネルギー不足に陥り、記憶力や思考力がダウンしてしまいます。**十分な酸素を取り入れるには腹式呼吸がおすすめ**です。腹式呼吸には精神を安定させるセロトニンの分泌を促すと言われているので、ストレス解消にも役立ちます。

腹式呼吸で精神を落ち着かせることは、脳を活性化させる「マインドフルネス（瞑《めい》想《そう》）」と似たような効果をもたらします。寝る前などに行ってみてください。

腹式呼吸のやり方

1 仰向けになり、全身の力を抜く。両手はおなかに当てる

2 少しずつ息を吐き、おなかを凹ませながら息を吐ききる

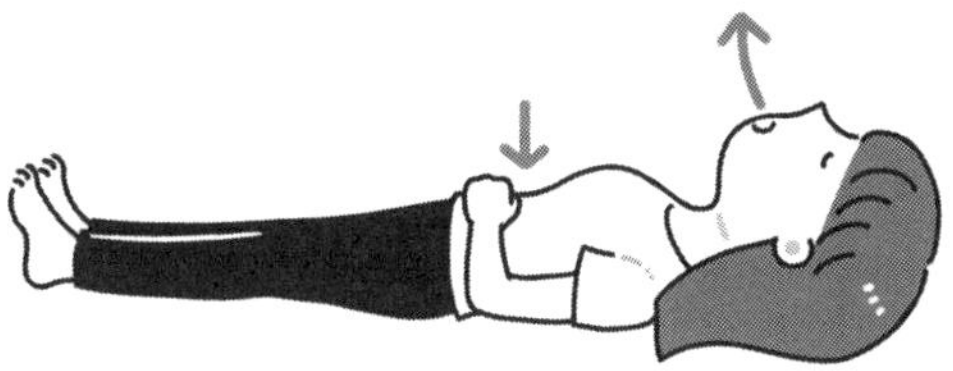

3 鼻からゆっくりと息を吸いながら、おなかがふくらむのを感じる

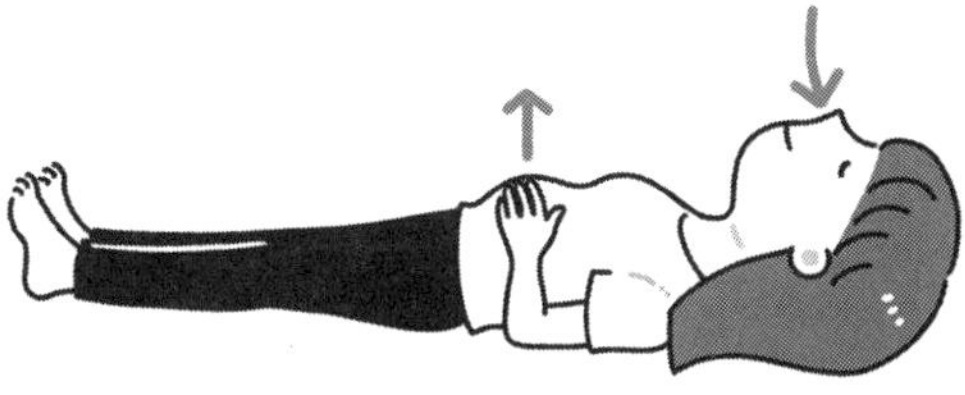

POINT

・息を吸うときに胸がふくらまないよう、おなかに意識を向ける

Column

「学ぶよりまねる」で成長するスピードがアップ

これといった趣味がない人には、友人の趣味にチャレンジしてみることをすすめているのですが、これは脳の能力的にもちゃんと意味があります。

脳は「まね」することが非常に得意なのです。脳には模倣を助ける神経細胞があると考えられていて、鏡に映すようにまねすることから「ミラーニューロン」と呼ばれています。ミラーニューロンは、ほかの人の行動を見たときに「自分がそれをしたときと同じように」、神経細胞が活動すると考えられています。行動だけでなく、感情、つまり相手に共感するときにも働いていると言われています。

そのため、まねを上手に取り入れることで、情報や技術を習得するスピードをアップさせることができると考えられています。

例えば、ピアノやカメラ、絵を描くといった趣味は、教室に通って先生の様子を見てまねることで上達が早くなります。大人になって始めても、やり方しだいで若い頃にひけをとらないスピードで上達できるのです。

ぜひ、試してみてください。

Chapter 2

日常生活のセルフケア30

ふだんの生活の中にも脳を鍛えるチャンスはたくさんあります。

ここでは、いつでもできて、実践しやすく、しかも楽しめて脳に効くものを厳選しました。

Motion 021

大きな声を出すことが脳に効く 1分間音読のすすめ

意外に思われるかもしれませんが、**声に出して読むことも脳を活性化させます。**

声を出すことはコミュニケーションに必須です。**音読することでのどが鍛えられて声を出しやすくなりますし、スムーズに人に話しかけられるようになる**という報告があります。ふだんから声を出していないと、いざというときにうまく声が出ず、コミュニケーションを苦手に感じて、さらにしゃべれなくなるという悪循環に陥ることもあるので、まずは音読で声を出す練習をしましょう。

また、音読することで読解力が高まります。文章を声に出して読むことで、漢字を覚えたり、文章の切れ目を理解したりする能力が鍛えられるからです。

音読するものは、新聞のコラムや好きな小説、音読用のテキストなど、なんでもかまいません。自分が読みやすいものを選びましょう。

Motion

022

脳の活性化と語彙力《ごいりょく》がアップ

単語の言い換え

日本語はとても表現力が豊かな言語です。例えば、類語辞典を引くと「きれい」という言葉は、ほかに「美しい」「麗しい」「優美」「たおやか」「雅やか」「清らか」「美人」「べっぴん」など、たくさんの言葉が類語として紹介されています。

類語とは意味の似ている言葉、関連している言葉のことです。単語をひとつ思い浮かべて、その類語を考えてみましょう。

ひとつの単語からたくさんの言葉が連想できれば、語彙力がアップしてふだんの会話がより魅力的になります。

また、考えることで脳が活性化します。思い浮かばない場合は、類語辞典を参考にするとそれを読むことが脳への刺激になります。類語はインターネットでも検索できるので、活用してみてください。自分の知らない単語を覚える機会になります。

Motion

023

数字を見つけて脳を活性化

外出先で数字を探す

目が見えにくくなると本を読んだり、テレビを見たりする意欲が低下して、脳への刺激が減りますし、知的好奇心の低下にもつながります。

加齢とともに目の機能は低下して視力も徐々に落ちていきますが、視力低下には脳の老化も関係します。私たちがものを見るときには、目が外界の映像を映し、視神経を通じて情報が脳に伝わり、脳がそれを認識したときに「見える」と感じます。**歳をとって見えにくく感じるときには、脳の処理能力が低下しているケースもあります。見る力は意識して「見よう」とすることで強化できます。**例えば、自分の好きな数字を思い浮かべてください。「7」だったとしたら、外出したときに「7」を探してみましょう。探すことで「見よう」とする意識が高まります。ただし、夢中になってバスや電車を乗り過ごしたり、物にぶつかったりしないよう気をつけてください。

Motion
024
簡単な計算で脳を鍛える 車のナンバー足し算

見る力の強化といっしょに脳も鍛える、一石二鳥の脳トレとしておすすめしたいのが、「車のナンバー足し算」です。赤信号を待っているときや、電車やバスから車が見えるときに試してみてください。一般的な車のナンバーはほとんどが4桁です。これくらいであればパッと見ただけで覚えられますし、足し算であればそれほど難しくはありません。例えば、「2020」だったとしたら答えは「4」です。とても簡単なので「できなかった」というストレスもたまりません。ときには難しい数字に当たることもあるでしょう。車が通り抜けるのは一瞬のことですから、覚えられないときだってあります。もし計算できなかったとしても落ち込まないでください。**完璧さを求めず、難しく考えず、ゲーム感覚で、楽しみながらチャレンジしてみてください。**

危険ですので、くれぐれもご自身が運転中のときはしないでくださいね。

Motion

025

思い出すことが脳への刺激に！
ど忘れしたものを思い出す

会話しているときなどに、芸能人の名前や書籍や映画のタイトル、好きだった曲のタイトルなどをど忘れしてしまって、「あれ、あれ」「なんだったっけ」ともどかしい思いをすることは、誰でも経験があるのではないでしょうか。この、**思い出せそうで思い出せない、モヤモヤした状態は脳トレの大きなチャンス**です。

ど忘れしているとき、脳は情報を忘れているわけではなく、インプットした情報をうまく取り出せていないだけです。脳のどこかに保存されている情報を思い出すことで、脳がアウトプットするネットワークが活性化されます。

思い出す秘訣は、周辺情報から思い出すこと。例えば、好きだった曲のタイトルだったら、その歌を歌っていた歌手の名前や、その曲がはやっていた頃の思い出を思い浮かべてみましょう。手がかりが多いほど思い出しやすくなります。

Motion 026

聞く力や考える力を強化する ニュースを聞きながら脳内メモをとる

ニュースを聞くときも、考え方しだいで脳トレになります。人が話している言葉を聞くことだけでも十分脳を刺激してくれますが、ここにさらに「考える」作業をプラスしてみましょう。

ニュースを聞くことはインプットする作業です。聞くだけではもったいないので、聞いた内容を頭のなかで短くまとめてみましょう。まとめたことを、家族や友人にあとで話すようにすると、アウトプットする能力のアップになります。

あまり長すぎると覚えられないので、要点を100文字くらいでまとめてみましょう。要点だけまとめるのは意外と難しいものです。最初はメモをとってもかまいません。慣れてくればメモなしでもまとめられるようになります。続けていると「何を」「どう」伝えるといいかがわかってきて、コミュニケーションに役立ちます。

Motion
027

少し前のことを思い出す
2日前の食事日記

記憶力をアップさせるためには、少し前のことを思い出すトレーニングが有効です。2日前の食事内容を思い出すだけで脳の活性化につながります。

例えば、
「その日食べたものも覚えてない……」という場合は、当日食べたものを思い出すのでもかまいません。2日前の記憶があやふやであれば、前日の食事内容でもいいのです。思い出すことが脳への刺激になりますから、思い出せることから始めましょう。

余裕があれば、食べたものを記録する「食事日記」をつけてみましょう。日記のいいところは、1週間の食事内容など、あとで客観的にチェックできる点です。肉や魚、卵、大豆製品などタンパク質を毎日摂《と》れているか、肉ばかり食べていないか、野菜が不足していないかなどが把握できて、栄養バランスの状態がわかります。週に1回、月に1回など定期的に食事内容をチェックすることをおすすめします。

Motion

028

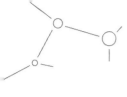

住みやすくなっていいことだらけ 家を片付ける

生活していると、どうしても物が増えていきます。10年、20年と同じ家に住んでいると、押し入れの中に使わないものがどんどんたまっていた……なんてこともあるでしょう。ふだん目につかないところにしまってしまうと、それがあることすら忘れてしまっていることも少なくありません。年末年始や夏休み、長期休暇など、**まとまった時間がとれるときに、押し入れやクローゼット、物置など、ふだん目が届かない場所の片付けにチャレンジしてみましょう。**

片付けのコツは、まず中のものを取り出して、何があるかをチェックします。思いがけないものが出てくるかもしれません。次に、それらが必要か、不要かを考えます。不要なものは粗大ゴミに出したり、リサイクルショップに引き取ってもらったり、インターネットのオークションに出品したりすれば、家が片付いてすっきりします。

Motion
029

年齢や環境に合わせて暮らしを見直す
リフォームを考えてみよう

自宅のリフォームはいざというときではなく、元気なときに考えましょう。

住みやすい家は家族構成や自分の体力などで変わってきます。建てた（購入した）頃は子育てをしやすい理想的なマイホームだったとしても、20〜30年経って子どもたちが巣立つと、広すぎたり、間取りが不便だったり、トイレやお風呂が老朽化したりなど、見直すことがたくさん出てきます。

家族が病気で倒れたとか、必要に迫られた際にリフォームすればいいという考え方もありますが、**元気なときに暮らしやすさを考えて計画してみるのもいいものです。**差し迫った事情がないのでゆっくり考えられますし、計画している期間が「あれもいいな」「これはどうだろう」とワクワクする時間になります。本当にリフォームしなくても、**将来どんな家に住みたいのかを考えることが脳の活性化になります。**

Motion

030

ダイエットのきっかけになるかも⁉

洋服を整理する

似合うファッションは体型や年齢によって変わります。**季節の変わり目には、クローゼットやタンスのこやしになっている洋服を整理しましょう。**片付けと同じで、**まずは手持ちのワードローブをチェックします。コーディネートを考えて試着してみるのも楽しいです。**

もし、洋服がキツくなっていたら太ったということです。食事内容を見直したり、運動したりして、体を元のサイズに戻しましょう。

洋服に体を合わせるのがつらいなら、思い切って処分してもいいでしょう。ピチピチの洋服は似合いませんし、かえって太って見えます。新しく似合う洋服を購入するのは悪いことではありません。いまの自分に合うコーディネートを考えたり、お店に出かけて試着したり購入したりするのは、脳へのいい刺激になります。

Motion
031

切ったりくっつけたり、何度も楽しめる
自家製パズルのすすめ

ジグソーパズルや脳トレ用のパズルなどがありますが、わざわざそれらを購入しなくてもパズルっぽいものを楽しむことができます。

例えば、**雑誌のカラーページなどを切り取って、適当なサイズに切り離せば、それがパズルに**なります。こまかく切ると難易度の高いものになり、大きめに切れば簡単なパズルになるでしょう。

飽きたら、また別のお気に入りパズルを自作すればいいのですから、手元にあるもので何度も楽しめます。自分のレベルに合わせられるのも魅力です。

きれいな風景の写真を使うと美しい写真ができあがる過程を楽しめますし、新聞などに入っているスーパーなどの広告を使えば、こまかな文字を組み合わせる難易度が高いパズルになります。ほかにもパズルに適したものを活用してください。

Motion
032

考えて声に出す、難易度が高い脳トレ
替え歌を考えて歌う

子どもの頃に替え歌を考えて楽しんだ経験はありませんか。担任の先生の特徴を入れてみたり、ゴロが似ている言葉に変えてみたり、子どもの柔軟な頭から出てくる替え歌は、クオリティが高いものもあったのではないでしょうか。

当時を思い出して、**発想豊かな童心に戻って替え歌を考えてみませんか。そして、声に出して歌ってみましょう。**歌うことはストレス解消になりますし、大きな声を出して歌うと腹筋を使った全身運動になります。

替え歌が思いつかないのであれば、子どもの頃に歌っていた替え歌を思い出してみましょう。そこから発想が湧いてくるかもしれません。もちろん、替え歌ができなくても、歌うだけでも十分です。小学生や中学生の頃に歌っていた懐かしい歌を思い出して、大きな声で歌ってみましょう。

Motion 033

口腔環境は認知症予防に重要
食後の歯磨き&歯間ブラシ

近年の研究報告から、**残っている歯の本数が多いほど認知症のリスクが低い**（＊4）**ことや、歯周病とアルツハイマー病との関係**（＊5）**など、口腔環境と認知症との関連が指摘されています。**最近は、オーラルフレイル（＊6）という、加齢に伴う口腔機能の低下による栄養状態の悪化（噛めない）、社会との関わりの低下（滑舌が悪くなる）などを招き、全身が衰えていくリスクが注意喚起されています。

厚生労働省と日本歯科医師会は「80歳で20本の歯を残そう」という8020運動を推進しています。歯をなくす要因となるむし歯や歯周病の予防には、毎食後の歯磨きが必須です。朝と夜だけでなく、毎食後に歯を磨く習慣をつけましょう。**歯磨きだけではむし歯や歯周病菌の原因となるプラークは取りきれません。1日に1回は歯間ブラシを使って、歯と歯の間の汚れも取り除くようにしましょう。**

Motion
034
ビタミンDの合成を促す 1日1回の日光浴

近年、ビタミンDの血中濃度と認知症の関連を示唆する研究報告がいくつか発表されています（＊7・8）。**ビタミンDの血中濃度が高いと認知機能テストの点数が高い、アルツハイマー病の患者さんは健康な人に比べてビタミンDの血中濃度が低い、ビタミンDが欠乏していると認知症の発症リスクが高まるなど、報告されています。**

ビタミンD不足は、認知症以外にがんのリスクや骨粗しょう症のリスクも指摘されているので、健康長寿のためには不足しないよう注意したいものです。

ビタミンDは食事以外でも増やすことができます。**ビタミンDの血中濃度を高めたいときには、日光浴がおすすめ**です。紫外線を浴びると体内でのビタミンDの合成が促されることがわかっています。足りないことがよくないのは間違いないので、1日15〜30分程度、太陽の光を浴びる時間をつくりましょう。

Motion

035

その日あった出来事をまとめる
1日1行日記

食事日記とかぶるイメージがありますが、こちらは**その日あったことを1行、例えば20文字くらいでまとめる1日1行日記です。書きとめなくてもかまいません。その日を振り返って1行にまとめてみましょう。**

大事なのは、イヤなことや気分が沈むことではなく、楽しかったこと、うれしかった出来事を思い出すことです。「天気がよかった」「昼ごはんで食べた○○がおいしかった」「友達と楽しくおしゃべりできた」など、**ささいなことでいいので、気分がよくなることを思い出しましょう。幸せホルモンであるセロトニンの分泌が促されます。**

セロトニンは睡眠や覚醒のリズムもコントロールしています。セロトニンが減ると夜眠れなくなったり、熟睡できなくなったりします。楽しいことを考えてセロトニンの分泌を促すことは、質のよい睡眠にもつながります。

Motion
036

睡眠中は大事な脳の掃除タイム
1日7〜8時間は眠る

脳は多くのエネルギーを必要とするぶん、エネルギーを使ったあとにたくさんの老廃物が発生します。健やかな脳を保つためには、脳にとって有害な老廃物を排出する必要があります。そして、オレゴン健康科学大学のジェフ・イリフ博士によるラットの研究で、**老廃物の排出は「寝ている間」に行われていると考えられています**（＊9）。

睡眠不足だと判断能力が著しく低下することがわかっていますが、それは眠らないでいると脳に老廃物がたまり、考える力を低下させてしまうからかもしれません。

また、アルツハイマー病の要因とされるアミロイドβも、眠っている間に脳から排出されていることがわかっています。ワシントン大学の調査では睡眠時間を十分に確保できていない人ほど、アミロイドβの蓄積量が多い傾向にあるそうです（＊10）。

1日7〜8時間の睡眠時間を確保しましょう。

Motion
037

熟睡するために大事なこと
寝る前のスマホをやめる

良い睡眠を得るためには寝る前の準備が大切です。スマホ、テレビ、パソコン、ゲーム機器など**液晶画面が備わった電化製品のスイッチを、寝る1〜2時間前にオフにすることで、良い睡眠を得ることができます。**

これらの液晶画面はブルーライトと呼ばれる青い光を発しています。寝る前にこのブルーライトを浴びると、眠気をもたらすメラトニンの分泌が抑制されて、眠りづらくなってしまうことがわかっています。

ブルーライトは太陽の光にも含まれています。液晶画面も含め、昼間にブルーライトを浴びることは問題ありません。**夜間や寝る前に強い光が目に入ることで、脳が「昼間」だと勘違いして眠気がとんでしまうことが問題**なのです。布団に入ってスマホなどを見る習慣があるのであれば、いますぐそれをやめましょう。

Motion 038

照明や入浴が睡眠に影響

寝る環境を整える

良い睡眠を得ることは、脳の健康を維持するためにとても重要です。**熟睡できるかどうかは寝る前の準備に左右されます。**就寝時間の1～2時間前からは、部屋の中や体を「眠りやすい」状態にもっていきましょう。**眠る時間が11時であれば、夜9時を過ぎたらリビングや寝室の照明を少し暗いと感じるくらいに落とし、**可能なら、寝室の照明はオレンジ色の電球色に切り替えるのが望ましいです。ホテルのベッドサイドの照明は、眠りに配慮した色や明るさになっているので参考になります。

体も同じです。**寝る1～2時間前からは交換神経を刺激することを避けて、副交感神経が優位なリラックスした状態にもっていきましょう。**就寝直前に入浴する場合はぬるめの湯のほうがいいですし、運動もストレッチなど軽いものがおすすめです。

Motion 039

体内時計をリセット

起きたら太陽の光を浴びる

良い睡眠は起床時にかかっています。**布団から出たら、カーテンを開けて朝日を浴びましょう。強い光が目に入ることで、脳内でメラトニンの分泌が抑制されて眠気がとび、体内時計がリセットされます。**実は、この体内時計のリセットが重要です。

メラトニンは太陽の光を浴びてから14～15時間後に分泌が増加すると言われています。例えば、朝7時に太陽の光を浴びると、21～22時頃からメラトニンの分泌が増えて、自然と眠くなるメカニズム（体内時計）が私たちの体には備わっているのです。

ただ、**体内時計はいまの1日24時間の周期とは少しずれがあり、朝のリセットがないと少しずつうしろにずれていってしまいます。**このずれを放置していると、寝る時間がどんどん遅くなっていきます。体内時計を正しく働かせるために、朝の光によるリセットを忘れないようにしましょう。それが夜の睡眠につながります。

Motion
040

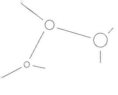

あいさつするだけでもOK！
1日に1回、誰かとしゃべる

ひとり暮らしだと、誰かとしゃべる機会はほとんどないということもあるでしょう。そんなときは、「あいさつ」することから始めましょう。「おはよう」「こんにちは」「ありがとう」といったあいさつはコミュニケーションの基本です。

おしゃべりするのはハードルが高いかもしれませんが、ご近所の方や行きつけの喫茶店、スーパーマーケットなどで顔見知りになった店員さんなどへのあいさつであれば、それほど抵抗なくできるのではないでしょうか。

誰かと会話することで脳は元気になります。外に出かけたときには、積極的に声をかけるようにしましょう。人見知りであいさつすら億劫《おっくう》に感じるのであれば、対面でなくてもかまいません。電話で家族や友人とのおしゃべりを楽しむのでもいいのです。ストレスなくできることから始めましょう。

Motion

041

きれいになって心も体もすっきり 1日に1回、掃除する

掃除機や洗濯機など便利な家電製品が登場して、昔に比べると家事にかける時間は格段に減りました。子育て世代や共働き夫婦にとっては便利ですが、時間があるときには体を動かして家事に励んでみませんか。

家事の中でも掃除はいい脳トレ&筋トレになります。ぞうきんで床を拭くと、ふだん使わない筋肉を使います。また、視線が低くなって、こまかな汚れやソファーの下、壁と床の境目など目につきにくい汚れを発見できます。

ふだんはしない窓拭きやサッシの掃除をするのもおすすめです。

ポイントは、ふだん意識して見ていないところの掃除です。意識することで、それまで気がつかなかった汚れに気がつきます。すみずみまできれいになれば、気持ちもすっきりするでしょう。適度に体を動かしてスカッとできるので一石二鳥です。

Motion

042

楽しかったこと、印象に残ったこと
夫婦で思い出を語り合おう

加齢とともに新しいことを覚えることが難しく感じるようになります。そんなときは、記憶力が低下したと落ち込まず、昔のことを思い出してみましょう。

不得意なこと（新しいことを覚えること）にとらわれると、それがストレスになり、脳はますます衰えてしまいます。**歳をとってからは、得意なことにチャレンジするよう心がけてください。**かなり古い記憶も思い出せるので、「自分の記憶力もまだまだいける！」という自信につながり、脳へのいい刺激になります。

例えば、**夫婦でこれまでの歩みを振り返って語り合ってみませんか。**話題は楽しかったことやうれしかったことにしましょう。夫婦で語り合うと、共通の話題が楽しめます。さらに、自分と違うことを覚えていたり、あのときはそう思っていたのかと驚いたり、新しい発見があるかもしれません。

Motion

043

行ってみたつもりでOK！
旅行の計画を立てる

旅行はドキドキ、ワクワクがいっぱいで脳に良い刺激を与えてくれます。旅に出て楽しむのもいいのですが、**出かけられないときには「計画を立てる」だけでも、脳を活性化することができます。**

ポイントは具体的な計画を立てることです。目的地はもちろん、移動手段や乗り換えの段取り、旅先で訪問する観光地や飲食店、行ってみたいお店など、実際に行けるくらい具体的に考えましょう。**ああでもない、こうでもない、ここに行ってみたいと考えることで脳はフル回転します。**

計画を立てることで「行ったような気分」になるのも楽しいですし、「いつかここに行ってみたい」と夢を持つことは将来への希望になります。出かけたときだけでなく、計画しているときから楽しめるのも旅行の魅力です。

Motion

044

情報収集やコミュニケーションに便利
SNSを活用する

インターネットが普及して、コミュニケーションのとり方がガラリと変わりました。電話や対面などでのコミュニケーションが減った一方で、得られる情報量が膨大になりましたし、たくさんの人とコミュニケーションがとれる時代になっています。

その代表がブログ、Instagram、FacebookといったSNSサービスの台頭です。SNSとは「ソーシャル・ネットワーキング・サービス」の略で、インターネット上で社会的ネットワークの構築を可能にするサービスのことです。

新しいシステムを拒否していると時代に取り残されます。いきなり始めるのは難しいでしょうから、お子さんやお孫さんなど、家族に利用方法を聞いて、まずは家族間のコミュニケーションツールとして活用してみましょう。

SNS疲れという言葉もあるので無理は禁物です。楽しむことが大切です。

Motion 045

脳への刺激になって体調管理もできる
ヘルスケアアプリを活用しよう

iPhoneやAndroidなど**スマホを利用した「ヘルスケアアプリ」は、脳トレになりますし**、健康管理もできるので、操作することにストレスを感じない人にはおすすめのツールになります。

最近のスマホは、無料で利用できる健康管理のアプリが備わっているものがほとんどです。**スマホを持って歩く（走る）だけで運動量が自動的に記録されますし、睡眠時間なども記録することができます。**毎日のデータはわかりやすくグラフで表示することもできます。使い方がわからないときには、家族に聞いたり、携帯電話会社のサポートサービスを利用したりして、活用しましょう。

アプリを操作することが脳を活性化するうえに、運動量や睡眠時間などを知ることは健康管理に役立ちます。

Motion

046

知的好奇心を刺激する「館」めぐりのすすめ

外出先としておすすめなのが、美術館、博物館、図書館などの「館」めぐりです。

美術館や博物館の魅力は、美しい絵画や陶芸品、仏像、刀剣など、ふだんは見られないものが一堂に会することでしょう。年間を通じて展示されている「常設展示」のほか、テーマにこだわった企画展などが実施されています。近所にある美術館や博物館の年間スケジュールをチェックして、興味があるものは積極的に出かけましょう。

図書館は読みたい本があるときに訪れてもいいのですが、時間があるときにふらっと出かけて、新しい本や興味を引く本がないか探すのもおすすめです。日本では自治体が設立する公立図書館が普及しています。公立図書館の利用料は無料が原則です。せっかくのサービスですからどんどん活用しましょう。

Motion 047

人の役に立つことが喜びにつながる
ボランティア活動に参加

時間に余裕があって、体力や気力が十分にあり、知らない人といっしょに行動することが苦にならないのであれば、ボランティア活動への参加はいかがでしょうか。

地震や洪水などの甚大な被害のあとに実施されるボランティア活動もいいですが、もっと身近なことからも始めることができます。

例えば、友人や知人が買い物に行けないと困っているのであれば、自分の買い物のときにいっしょに買ってくることもボランティアです。**あまり難しく考えず、人のためになることをちょっとお手伝いするくらいの感覚で始めてみましょう。**

喜んでもらえたり、相手の笑顔を見て自分もうれしくなったりしたら、地域の社会福祉協議会やボランティアセンター（ボランティア活動を支援する団体）の募集をチェックして、できそうなものに応募してみてはいかがでしょうか。

Motion

048

見た目も気持ちも若返る
おしゃれして出かけよう

洋服のコーディネートを考えることも脳を刺激します。トップスやボトムの組み合わせを考えたり、出かける先のTPOに合わせたり、それが自分に似合っているかどうかも大事です。何より、おしゃれをすることは心がウキウキします。

友人とホテルのラウンジや素敵なカフェでお茶をしてもいいですし、せっかくなら夫婦でちょっといいレストランでの食事を楽しむのもおすすめです。少し奮発して季節のコースメニューやおまかせメニューを頼むのもいいかもしれません。食に興味があれば、家ではできない凝った料理を目で楽しんだり、珍しい食材を味わったり、おいしいだけでなく知的好奇心が刺激されるでしょう。

インターネットなどで話題のレストランを探して、予約して、着飾って出かける。おいしくて非日常の体験ができるなんて、楽しくて幸せな脳トレです。

Motion 049

百害あって一利なし タバコをやめる

タバコは2つの意味で脳に悪影響を及ぼします。

ひとつめは「酸素」の不足です。タバコを吸い続けていると、肺の組織が壊れてガス交換（二酸化炭素を排出して酸素を取り込む）がスムーズにできなくなります。また、タバコは動脈硬化を進行させるので、酸素やブドウ糖の運搬がうまくできなくなることによる悪影響も生じます。たくさんのエネルギーを使う脳はブドウ糖と酸素を必要としますから、**ブドウ糖や酸素が不足すると脳の機能も低下してしまいます。**

ふたつめは「ニコチン」の弊害です。ニコチンは脳の組織を直接、傷つけることがわかっています。「ニコチンが脳を活性化させる」という研究報告もありますが、あくまでも短期的なものです。依存性があり短期間でやめるのが難しいタバコは、「吸わないほうがいい」という判断で間違いないでしょう。

Motion
050

ストレスは脳の大敵
イヤなことはやめる

本書では脳にいいことを100項目紹介していますが、「イヤだな」「したくないな」と思うことはする必要がありません。なぜなら、そうしたマイナスの感情がストレスとなり、脳にダメージを与えるからです。

ストレスを感じたときには、副腎皮質《ふくじんひしつ》ホルモンというホルモンが体内で分泌されます。ここぞというときにがんばったり、体を守ったりするためのホルモンなのですが、**慢性的に分泌されると体に悪影響をもたらします。**特に、海馬はこの副腎皮質ホルモンに慢性的にさらされると萎縮してしまうことがわかっています。

海馬が萎縮すると、その近くにある扁桃体《へんとうたい》にも影響が出ます。わかりやすく言えば、感情のコントロールができなくなるのです。慢性的なストレスは心と体へのダメージになります。がんばりすぎないようにしましょう。

Column

ひとつの能力が伸びると ほかの能力も伸びていく

脳には可塑性《かそせい》（8ページ参照）のほかに汎化《はんか》という性質があります。汎化とは「物事に順応し、成長する能力」のこと。例えば、運動したときに反射神経やバランス機能が身についたり、ピアノを練習していて両手や足を駆使して難しい曲を弾けるようになったりすることです。

練習などを続けて何かができるようになったときに、私たちの脳内では神経同士をつなぐ「枝」と呼ばれるネットワークができます。

枝は情報を伝えるための「道」のようなもので、使うほど太く、丈夫になっていきます。

そして、丈夫になるのはその部分だけではありません。例えば、運動を担当する領域が鍛えられたとき、その領域内だけでなく、運動に関連するほかの領域にも伸びていきます。それは、運動するときに「理解」「思考」「記憶」といった領域も使っているためです。これが汎化です。

ひとつのことに秀でている人は、脳が持つ潜在能力が総合的に高まり、能力も高くなります。

Chapter 3

指先を動かすセルフケア20

手の指を動かすと脳が活性化することはよく知られています。

ここでは、歩くときに大事な足の指や、情報を集めるために重要な目の体操も紹介します。

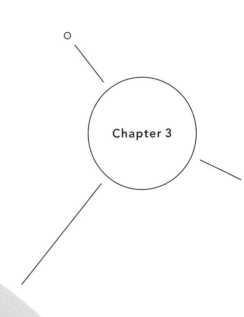

Motion
051

指をまっすぐ立てよう!

手指体操❶

軽く握った手の親指から順に立てていき、小指まで立てたら今度は折っていきます。立てにくい指や折りにくい指がある場合は、そこを意識して動かしましょう。脳への刺激になります。

① 胸の前で両方の手の平を上に向け、軽く握る

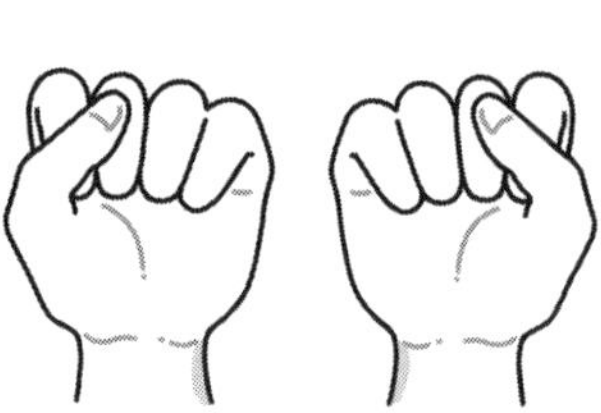

② 両手の親指を立てる

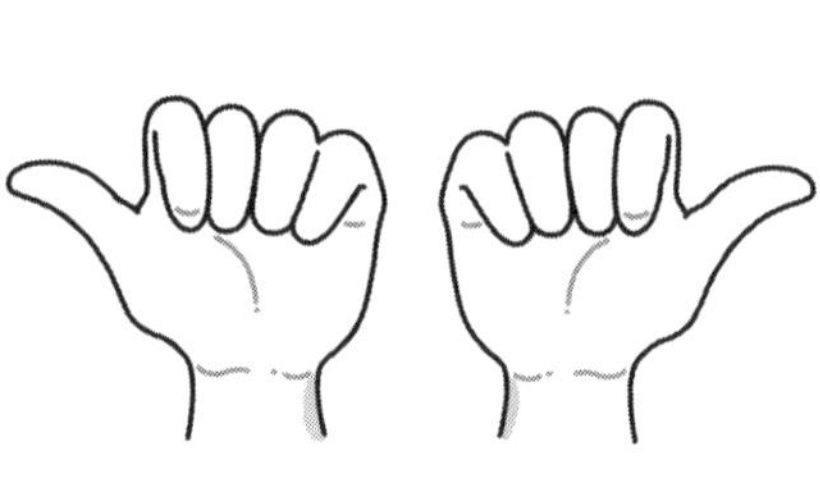

POINT

- 指を1本ずつ立てる（折る）ことを意識する
- うまく立たない（折れない）場合はできるところまで動かす
- 続けているとスムーズに動かせるようになる

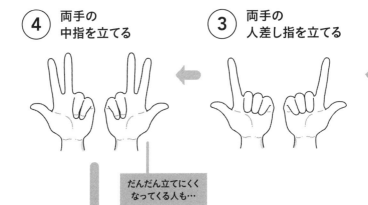

③ 両手の人差し指を立てる

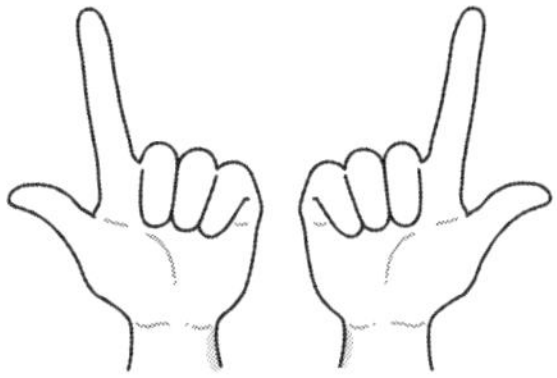

④ 両手の中指を立てる

だんだん立てにくくなってくる人も…

⑤ 両手の薬指を立てる

うまく立たない場合はギリギリまで動かす

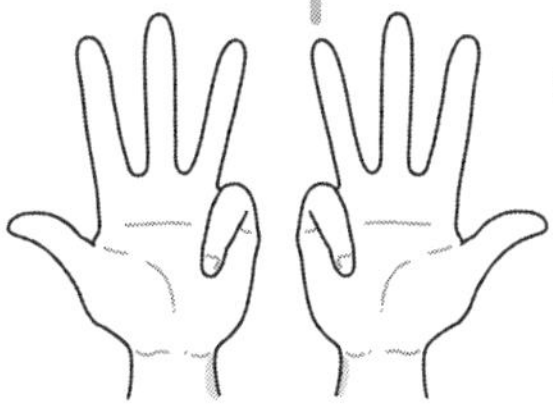

⑥ 両手の小指を立てる

手のひらを大きく開く

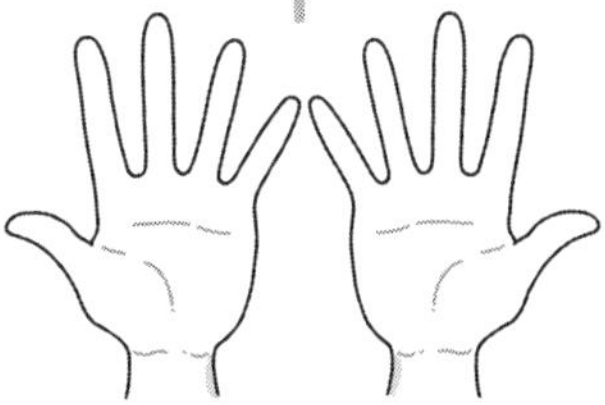

すべての指が立って開いたら、小指から順番に折っていく。
⑥→⑤→④→③→②→①の順番

Motion 052

左右で違う動きをしよう！

手指体操❷

手指体操①と同じ、指を立てたり折ったりする動きですが、右手と左手の動きが異なるアレンジバージョンです。右手は立てる動き、左手は折る動きを同時に行います。

① 胸の前で両方の手の甲を上に向け、右手は軽く握り、左手は大きく開く

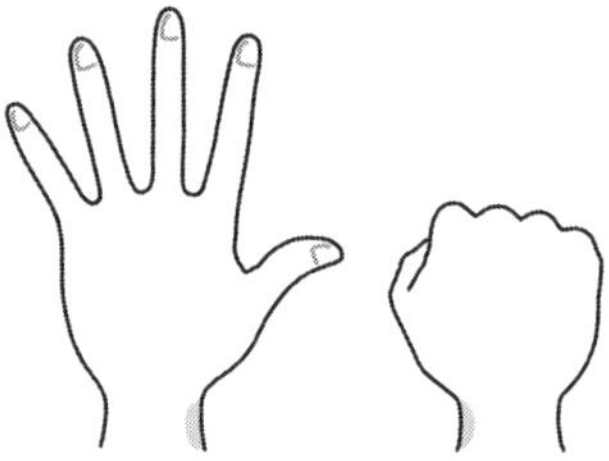

② 右手は親指を立て、左手は親指を折る

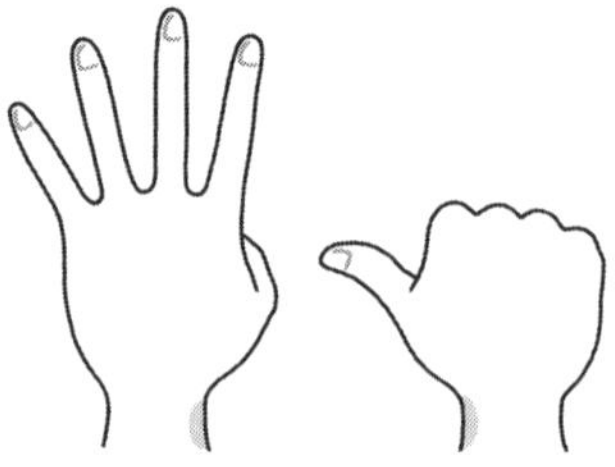

POINT
- 右手と左手の指を同時にパッと動かす
- うまく立たない、折れない場合はできるところまで動かす
- 慣れてきたらスピードを速くする

③ 右手は人差し指を立て、左手は人差し指を折る

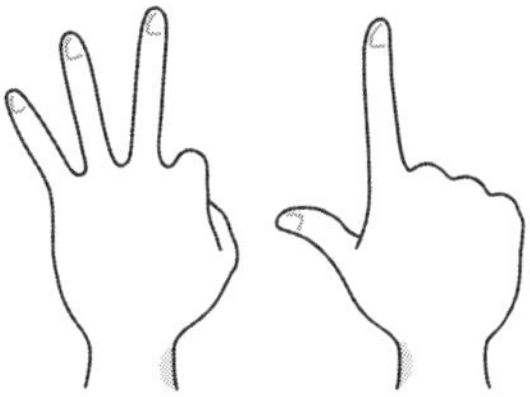

④ 右手は中指を立て、左手は中指を折る

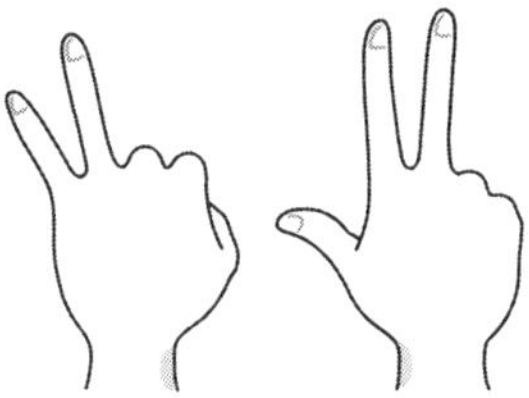

⑤ 右手は薬指を立て、左手は薬指を折る

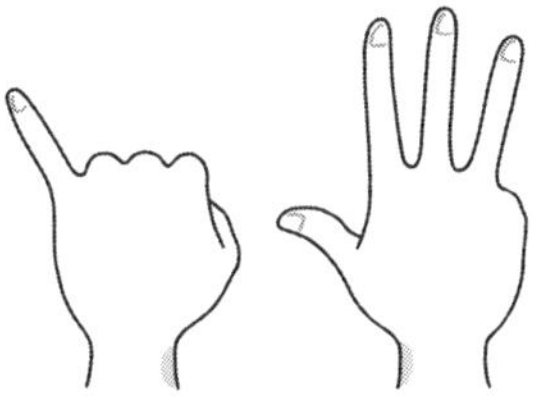

⑥ 右手は小指を立て、左手は小指を折る

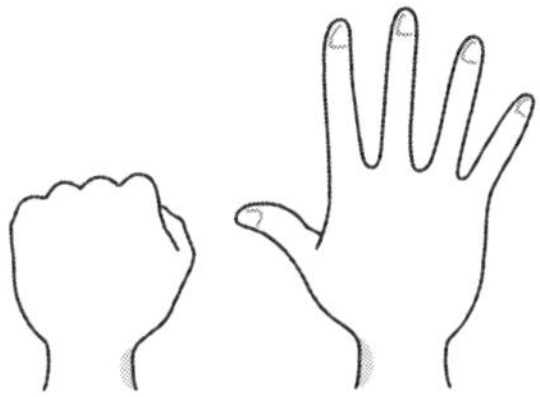

右手の指が開き、左手が握った状態になったら、左手は小指から順番に立て、右手は小指から順番に折っていく。
⑥→⑤→④→③→②→①の順番で左右の手が逆になる

Motion 053

手指体操❸

指で数字を表現してみよう！

指の形で0から9までの数字を表現します。まずは、それぞれの数字の形を覚えて、身近にある数字を指で表現してみましょう。

0から9までの数字の形を覚えよう

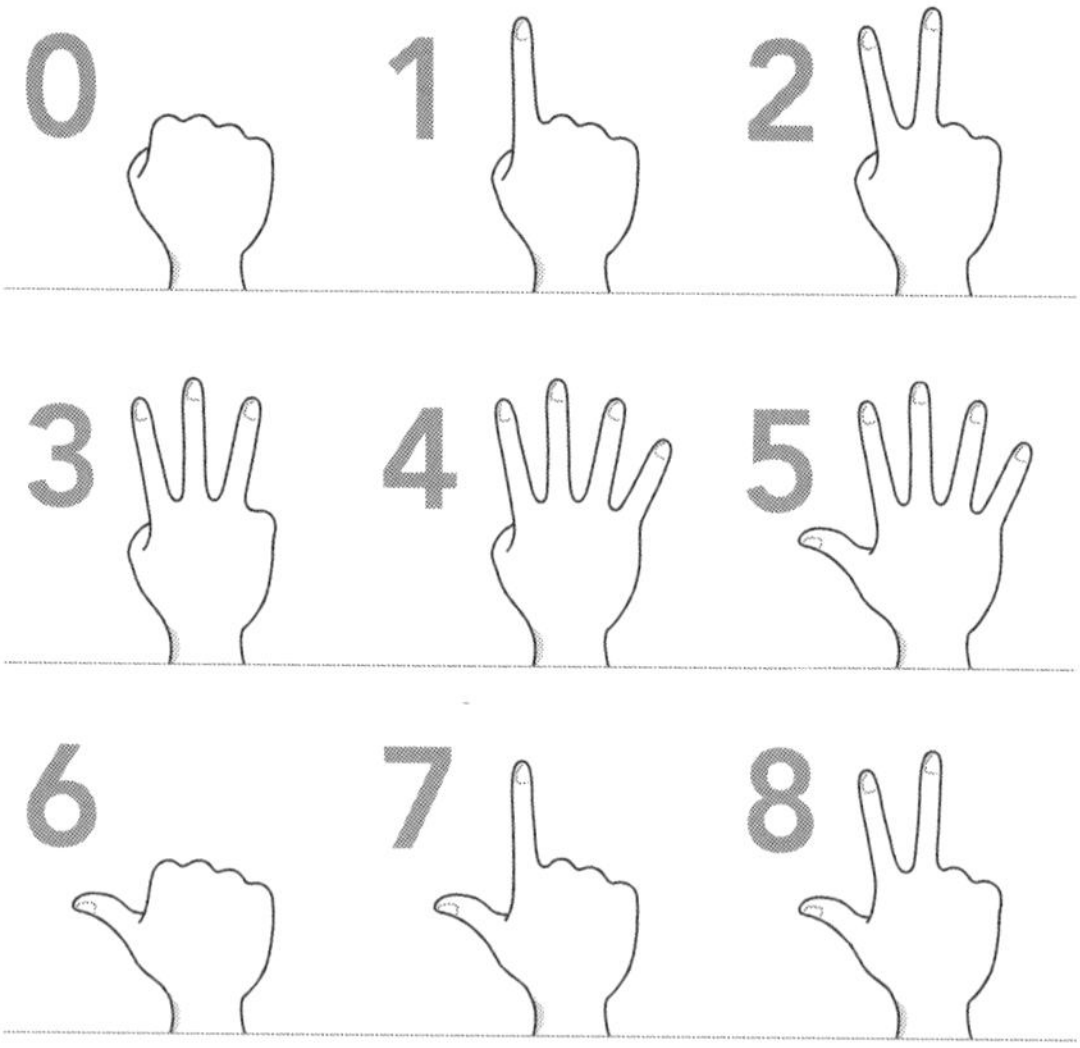

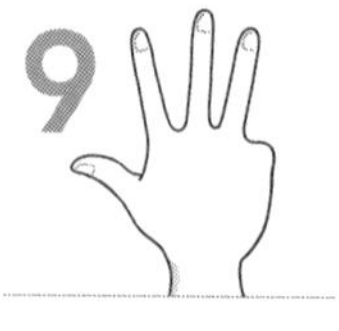

＊動かしにくい指があるときには、その指の根元を反対の手で動かしてストレッチしましょう。続けているとスムーズに動かせるようになります。

指の形を覚えたら身近な数字を表現してみよう

例えば……　財布に入っている金額
3万5761円なら　3　5　7　6　1

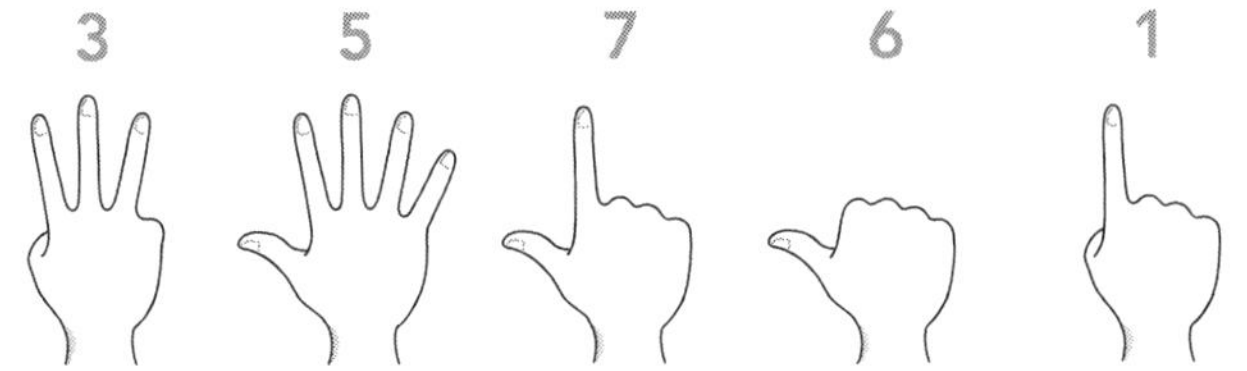

例えば……　自分の誕生日
1961年9月30日なら　1　9　6　1　9　3　0

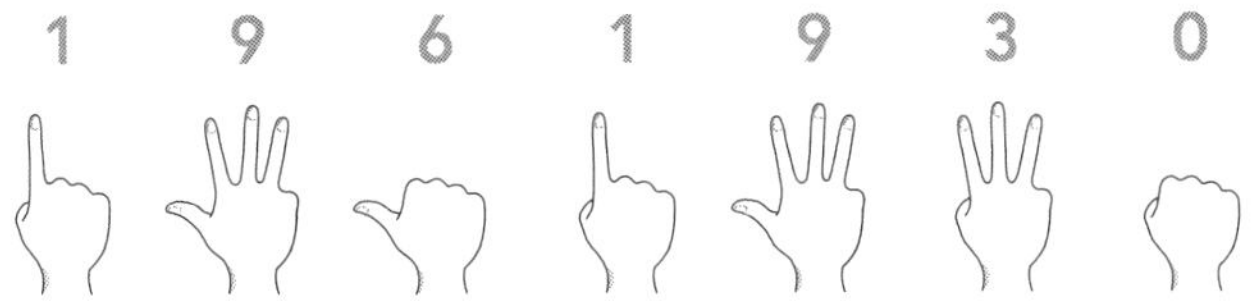

例えば……　現在の年月日と時刻
2020年10月7日19時43分なら　2　0　2　0　1　0　7　1　9　4　3

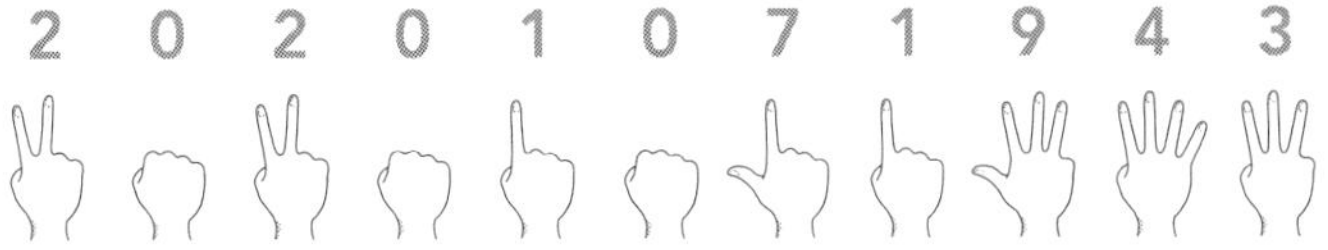

他にも……
●自分や家族の携帯番号
●家族全員の誕生日
●スーパーマーケットの会員証の番号　など

Motion

054

影絵あそびをしてみよう！

手指体操❹

手のひらと指で動物の形をつくってみましょう。光を当てると影絵になりますが、手の形をつくるだけでも楽しめますし、脳への刺激になります。

① チョウチョ

両手の親指を重ねる。親指以外の指を動かすと蝶の羽のように見える

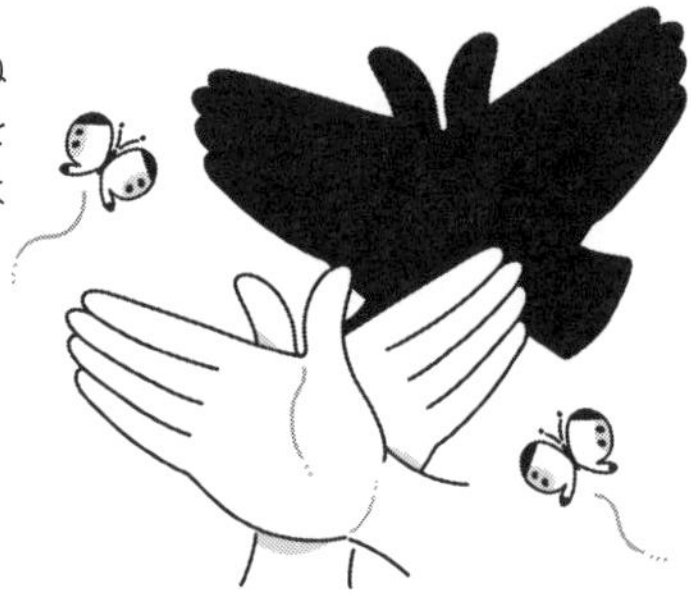

② イヌ

右手の親指を立て、左手で右手を握る。右手の人差し指と中指、薬指と小指をそれぞれいっしょに動かすと、口が動いているように見える

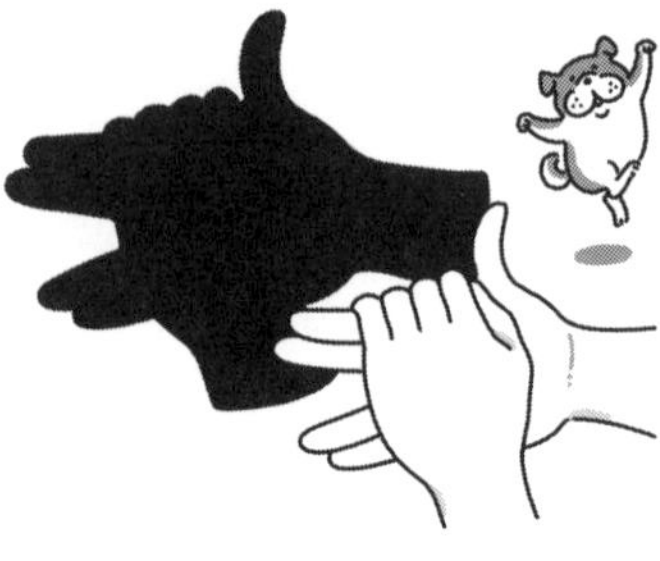

③ キツネ

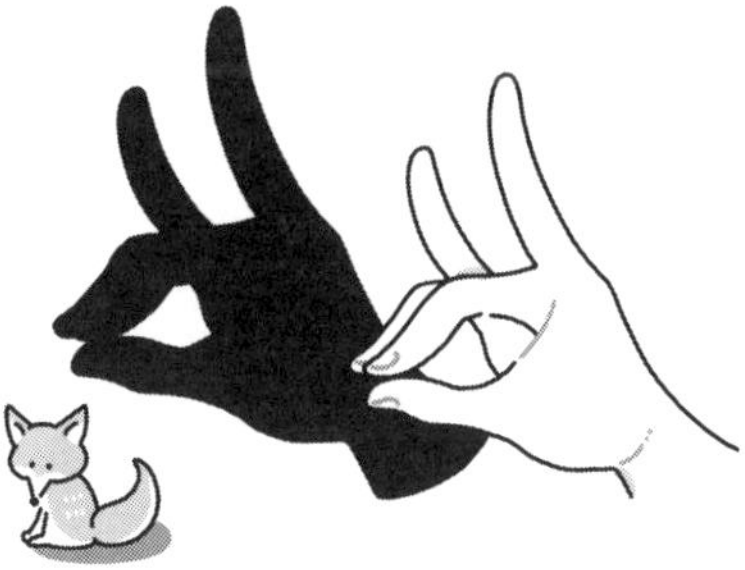

親指と中指・薬指の先をつけて、人差し指と小指を立てる。親指と中指・薬指を離すと、口が動いているように見える

④ アヒル

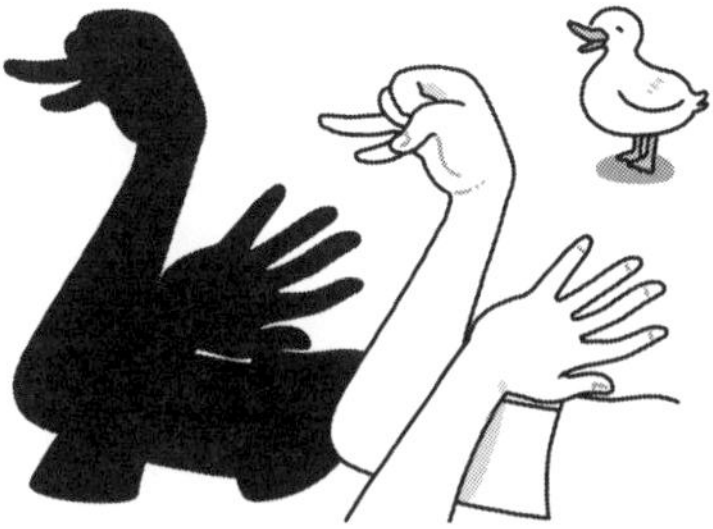

右手の親指・人差し指・中指を軽く握って、薬指と小指は立てる。左手を右手のひじあたりに当てる。薬指と小指を動かすと、口が動いているように見える

⑤ ウサギ

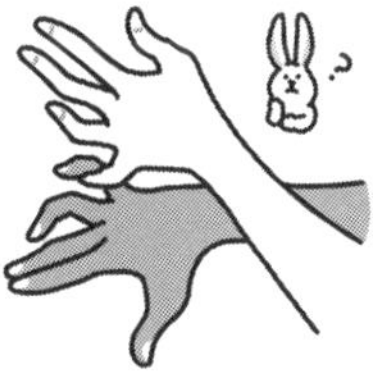

右手を下に、左手を上にして手の甲を合わせる。両手の小指をひっかける

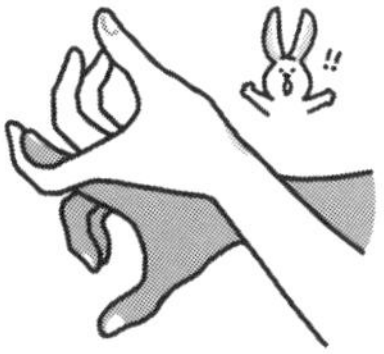

両手の人差し指をひっかけ、人差し指と親指で輪っかをつくる

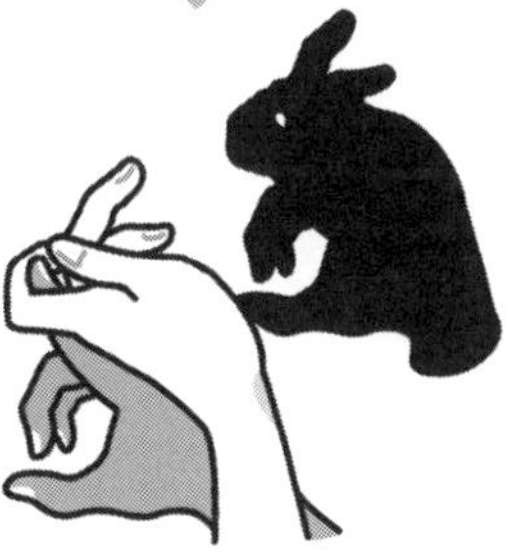

右手の親指が後ろ足、中指と薬指が前足に、左手の中指と薬指が耳になる

Motion
055

「ひとりじゃんけん」をしよう！

手指体操❺

左右の手を使ってじゃんけんをします。右手が勝つと決めて、左手を後から出します。後から手を出すスピードを速くするほど、脳をしっかり使うことになります。

最初に右手を出し、次に左手を右手が勝つように出す

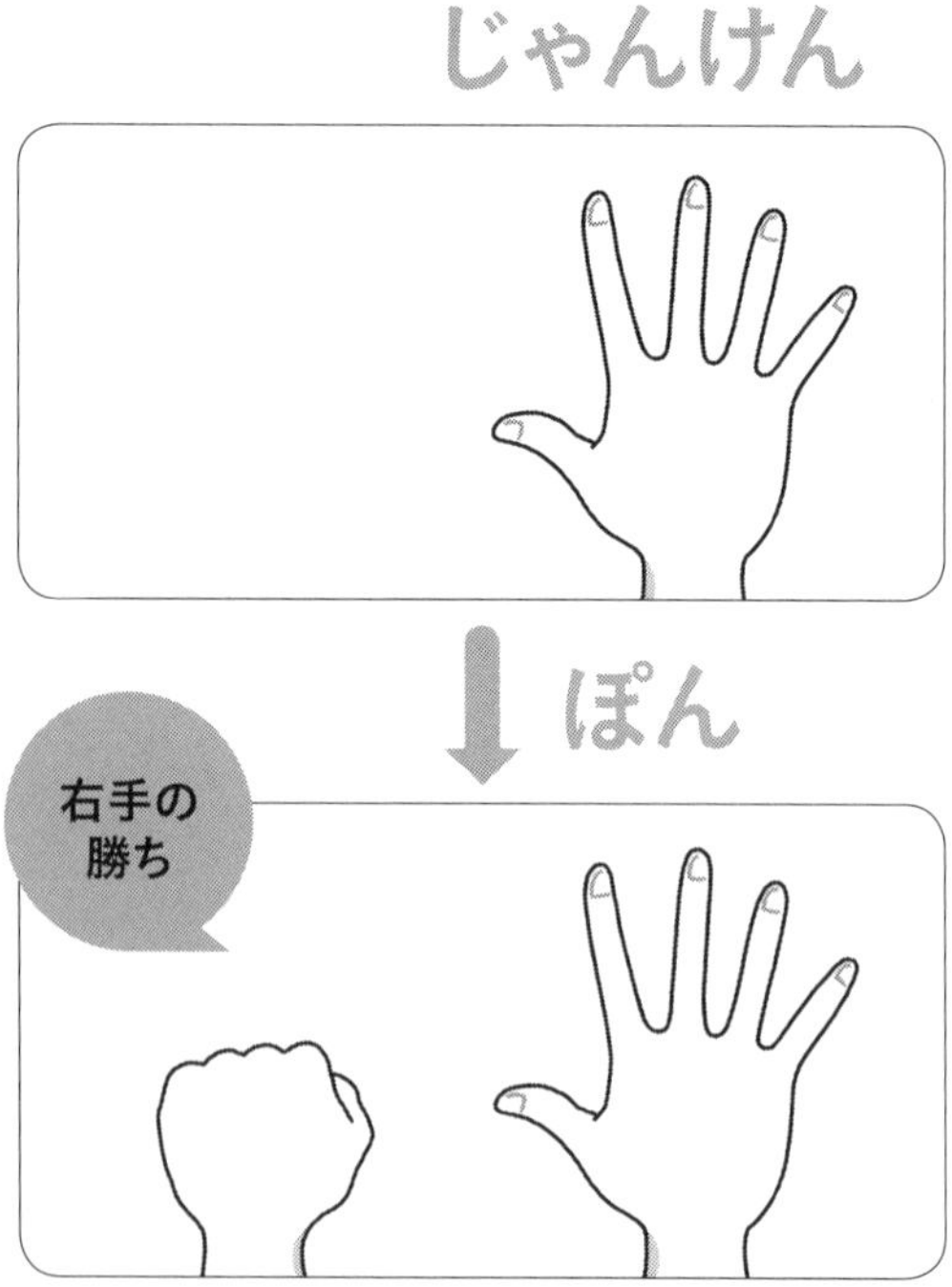

左手が勝つパターンもやってみよう

じゃんけん

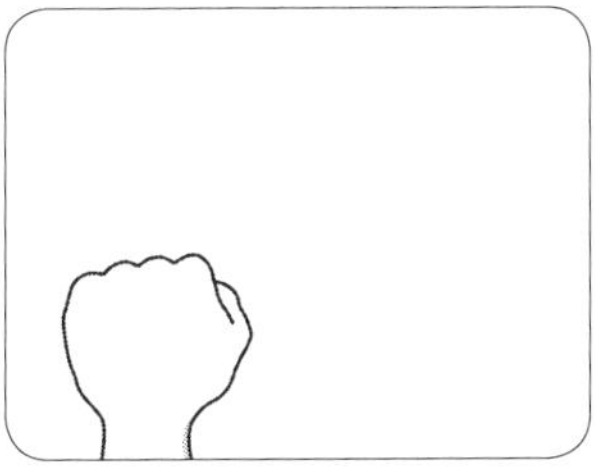

ぽん

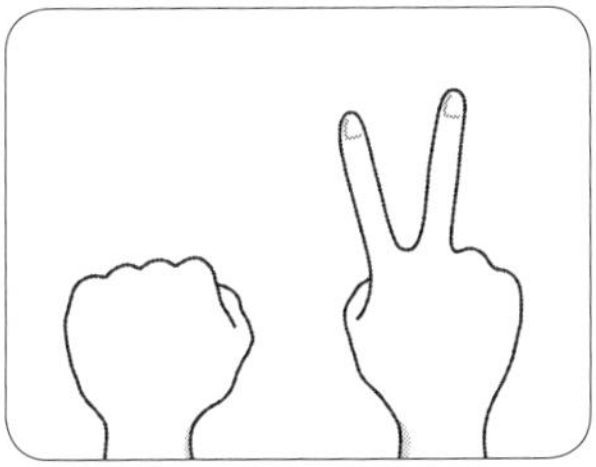

何回か繰り返そう

じゃんけん

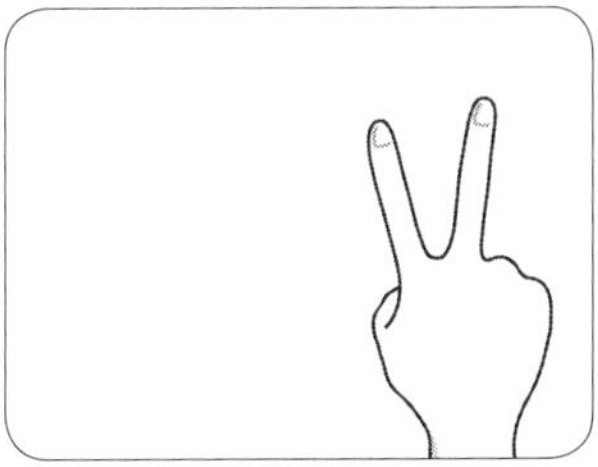

ぽん

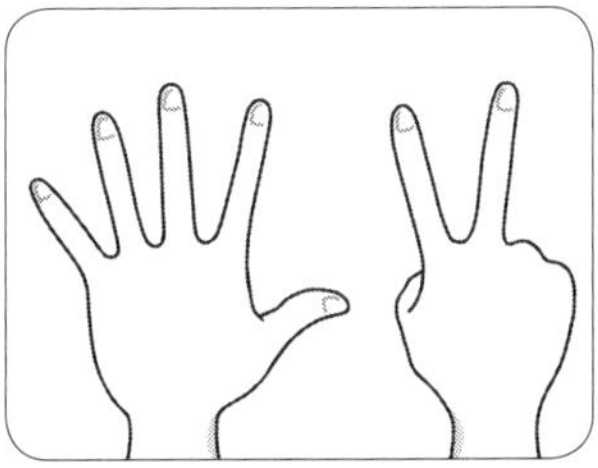

POINT

- 慣れてきたらスピードを速くする
- 指の動きを意識する。「パー」のときは手をしっかり開き、「グー」のときはしっかり握る、「チョキ」は2本の指を伸ばす

Motion

056

リズムに合わせて指を動かそう!

手指体操❻

右手は親指→小指、左手は小指→親指の順に立てて動かします。左右で違う動きをするので難易度がアップ。最初はゆっくりと指に意識を集中して動かしてみましょう。

①
両手を軽く握る

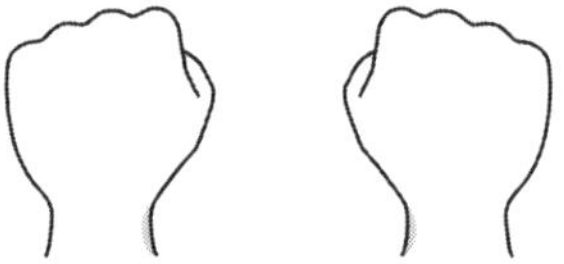

②
右手は親指を立て、左手は小指を立てる

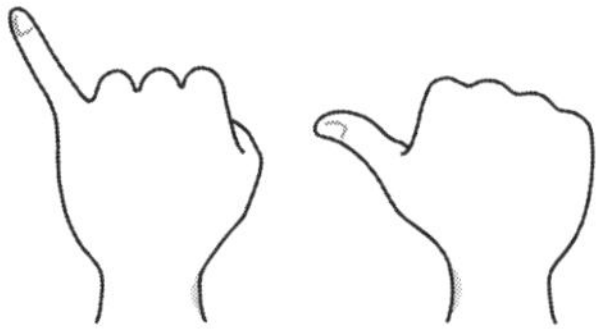

③
右手は親指を折って小指を立て、左手は小指を折って親指を立てる

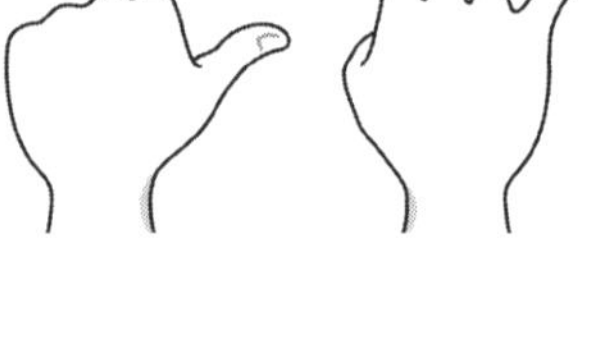

Step1 まずは指の動きに集中

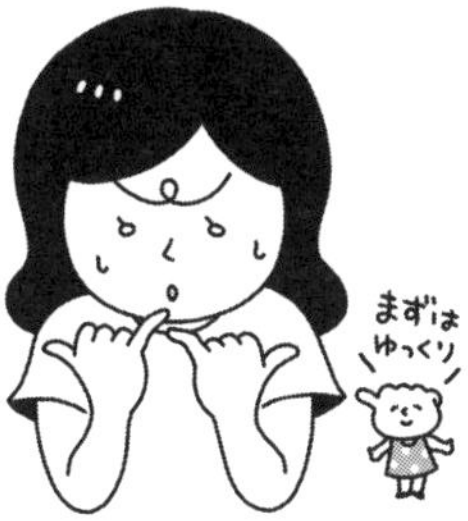

右手と左手が異なる動きなので、うまく動かせないこともあります。まずは指の動きに集中してゆっくり動かしましょう

Step2 慣れてきたらリズムに合わせる

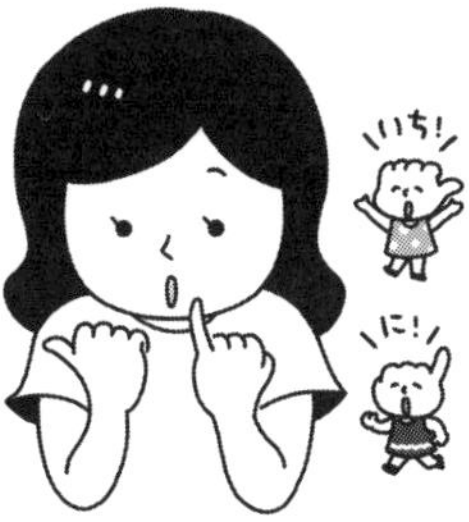

指をスムーズに動かせるようになったら、「いち、に、いち、に」と声を出しながら、リズムにのって動かしてみましょう

Step3 歌いながら指を動かそう

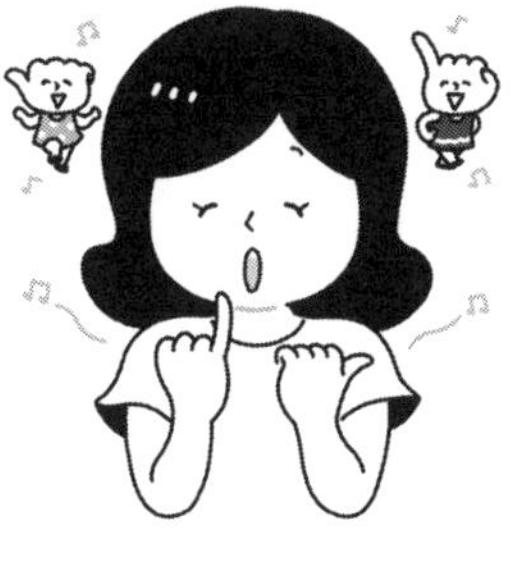

さらに難易度を上げるには、歌に合わせて指を動かしましょう。「月が出た出た」「ウサギとカメ」などがゆっくりしたペースで合わせやすいです

Motion

057

手指体操❼

指先をくるくる回そう！

両手の指先を合わせて大きなボールをつくり、その状態で親指から順に指先を離して回します。ぶつからずに回すのは意外と難しいので、上手にできるまであせらずやりましょう。

① 両手の指を合わせて大きなボールをつくる

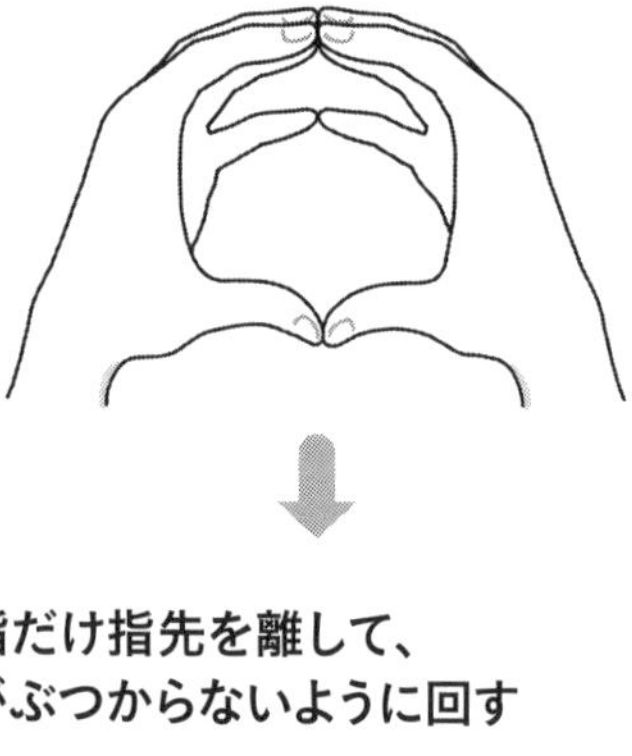

② 親指だけ指先を離して、指がぶつからないように回す

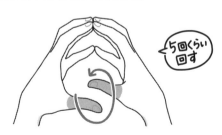

- 指先がぶつからないように回す
- スムーズに動かせるようになるまで、ぶつからないよう注意しながらゆっくり行う
- 回していないほかの指が離れないようにする

POINT

③ 人差し指を回す

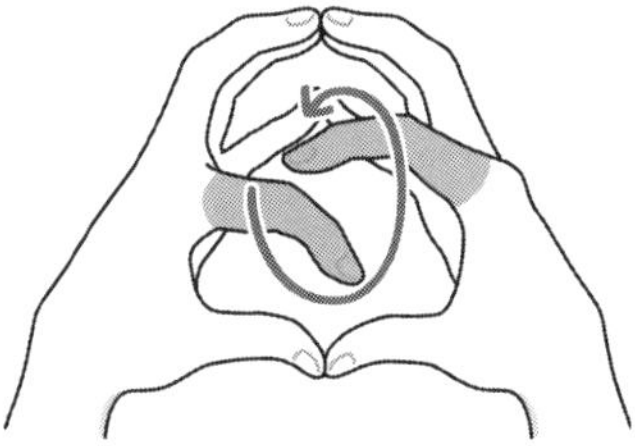

④ 中指を回す。スペースが狭いのでやりにくい

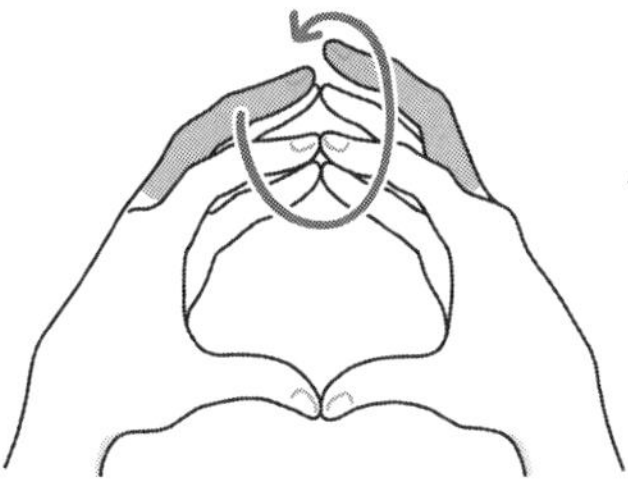

⑤ 薬指を回す

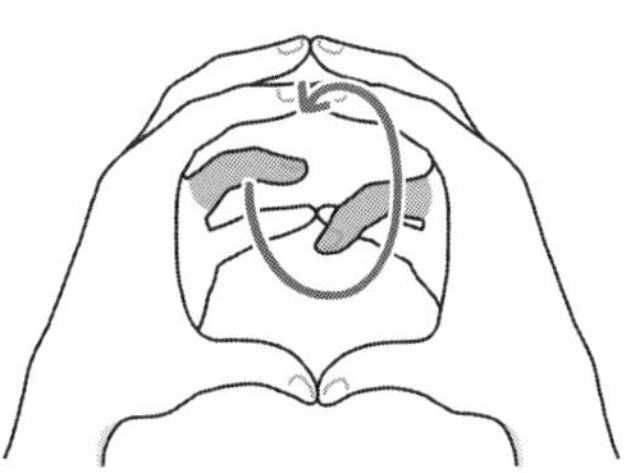

⑥ 小指を回す

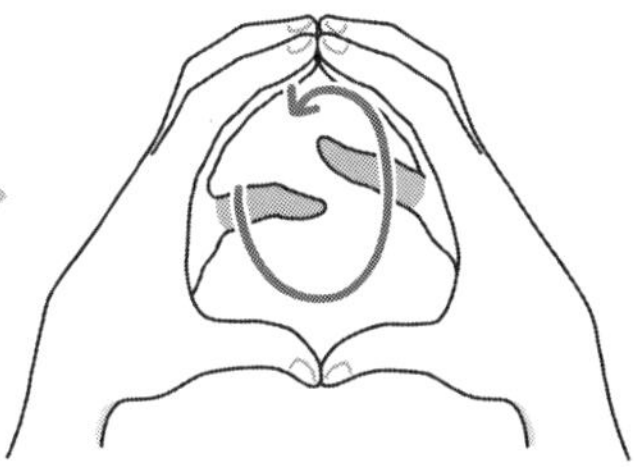

⑥までいったら、今度は逆方向に回す。
⑥→⑤→④→③→②→①の順番で回す

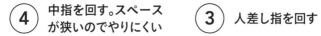

Motion
058

足指体操❶
タオルくしゃくしゃ！

ふだん使っていない足の指先を動かすと、末梢血管の流れがよくなります。全身の血流がよくなるので、脳に送られる血流量も増えて脳の活性化に役立ちます。

① 足元にタオルを置いて、イスに座る

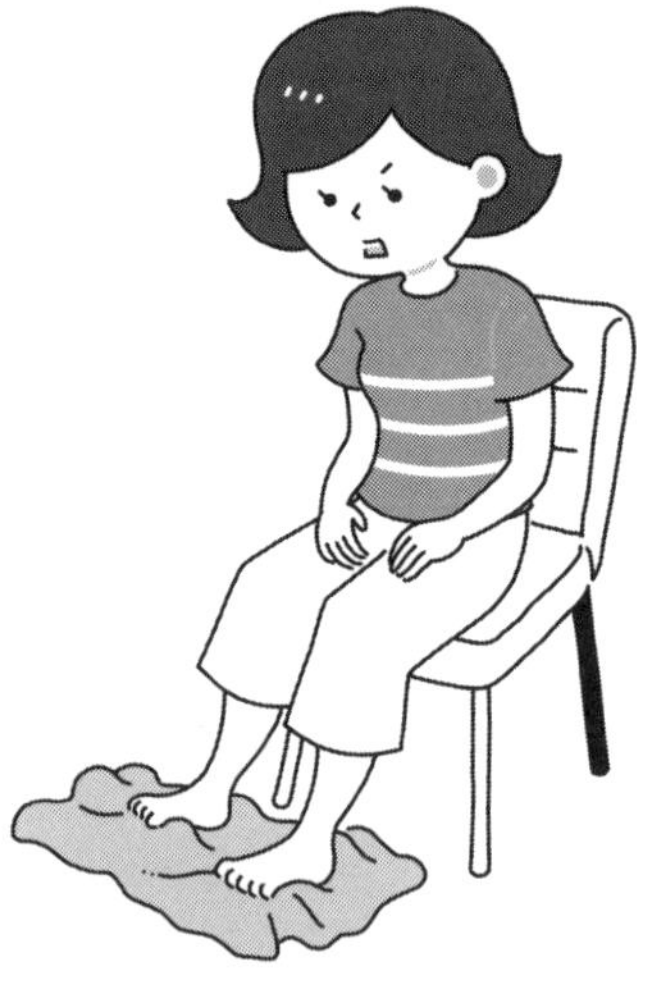

② 両足の足指を使って、
タオルをくしゃくしゃと小さくまとめる

Motion 059

足指体操❷

新聞紙をたたもう!

少し難易度が上がり、足指先でものをつまむ動作が入ります。最初は難しく感じるかもしれませんが、慣れるときれいにたためるようになります。

① 足元に新聞紙を広げて置き、イスに座る

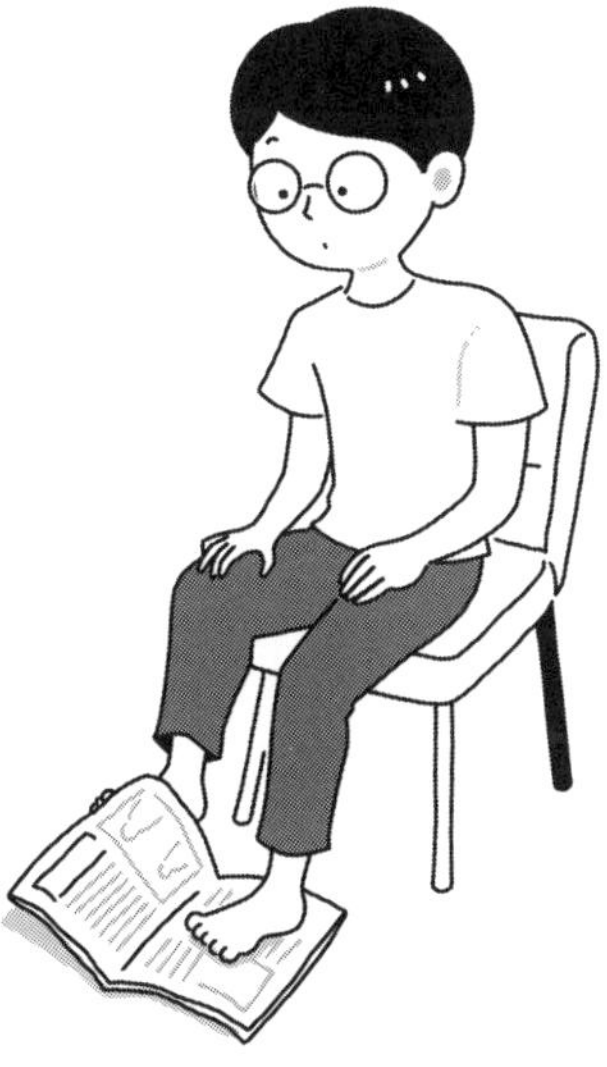

② 両足の足指を使って新聞紙を半分にたたむ。それをまた半分にたたみ、さらに半分にたたみ、できるだけ小さくなるまで続ける

Motion

060

つまんで捨てよう!

足指体操❸

新聞紙やティッシュなどを小さく丸めてつまんでみましょう。ちょっとお行儀がわるいかもしれませんが、ゴミをつまんで捨てられるようになれば完璧。

1 足元に小さめの新聞紙もしくはティッシュ5〜6枚を置いて、イスに座る

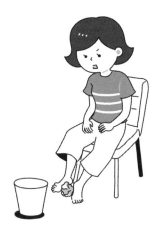

2 両足の足指を使って小さく丸める。野球ボールくらいの大きさが目安

3 小さくなったら足の指でつまんで持ち上げる

Motion

061

足指体操④

足指をほぐそう！

足指が手指のように動かせないのは、ふだん動かしていないからです。縮こまりがちな足指は手を使ってほぐしましょう。足指が柔軟になると転倒予防にもなります。

① イスか床に座って、左の足指と右の手指を組む

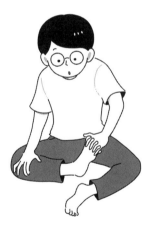

② 手をぎゅっと握るようにして足指を握り、ゆっくりと回す。20回ほど行う

③ 反対側の足指も同じように行う

Motion
062

グー・パーと動かそう！

足指体操❺

足の指をぎゅっと握って、大きく開く「グー・パー」する動きは、足指の筋肉を動かすとともに、末梢血管を収縮・弛緩させて血流アップに効果的です。

① 足指をぎゅっと握って「グー」をつくる

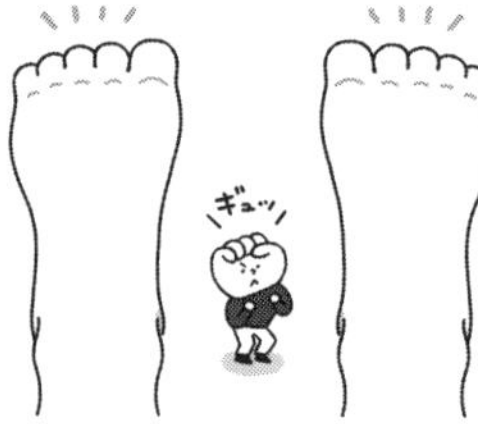

② 足指をパッと開いて「パー」をつくる

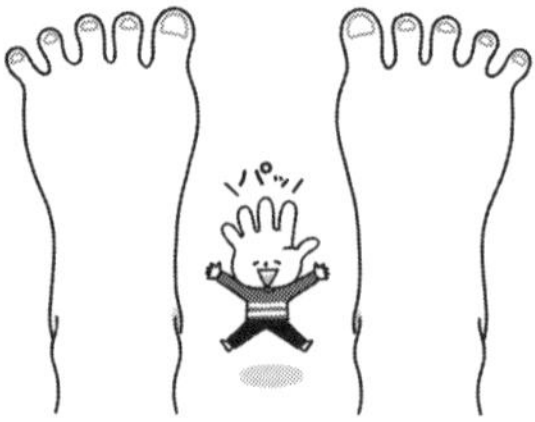

＊10〜20回繰り返す。

Motion
063

足指体操❻

足指じゃんけんに挑戦！

左右の足を使ってじゃんけんをします。右足が勝つと決めてやってみましょう。最初は指を「グー」「チョキ」「パー」にするだけで精一杯かもしれませんが、慣れるとスムーズにできるようになります。

① イスに座り、右足が勝つようにじゃんけんする

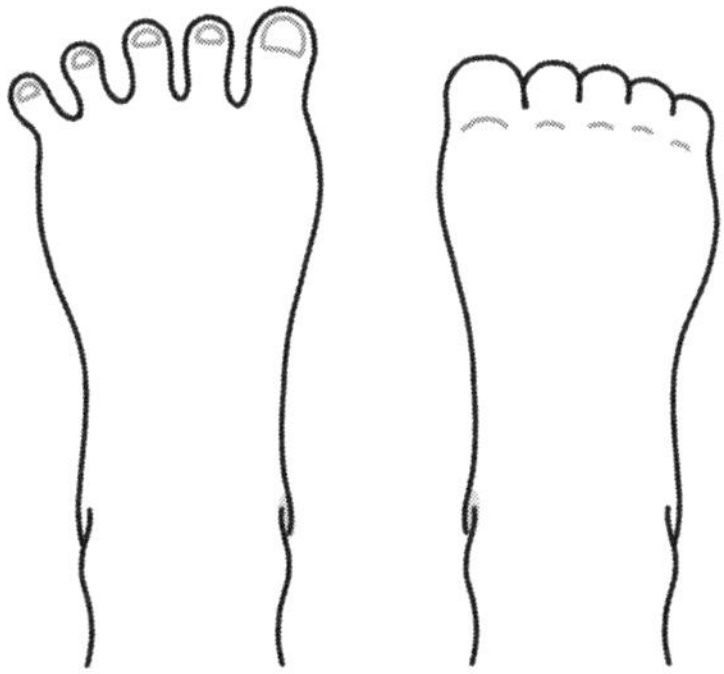

＊慣れてきたらスピードを速くする。
＊指の動きを意識する。
「パー」はパッと開く、
「グー」はしっかり握る、
「チョキ」は親指を伸ばす。

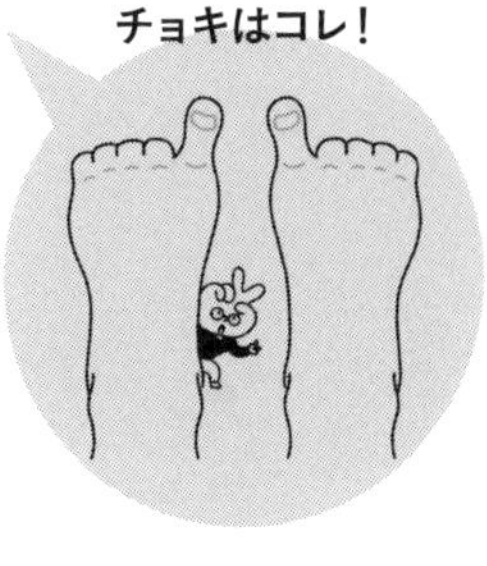

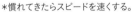

Motion 064

足指体操❼ つま先立ち&かかとストン!

つま先立ちになるだけで指先に負荷がかかります。足をおろすときにかかとの骨を床に「ストン」とつけると骨に刺激が伝わって、骨が強くなります。

① 背スジを伸ばして、
両足を軽く開いて立つ。
息を吸いながら、つま先立ちになって、
背伸びをする

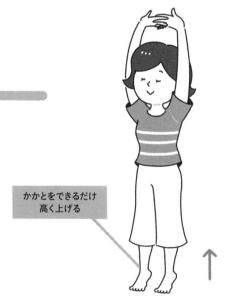

POINT

・①のときは背スジをしっかり伸ばす。深呼吸するようなイメージで
・②のときはかかとを少し強めに落とすと骨への刺激が大きくなる

② 息を吐きながらかかとと腕をおろす。かかとがストンと床につくようにおろす

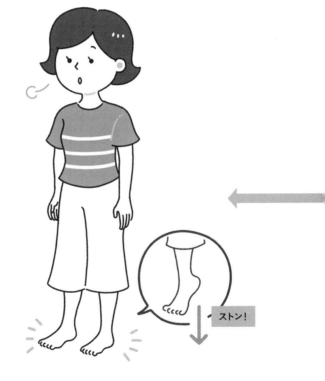

●①→②を10回ほど行う

Motion
065

利き手と反対の手を使おう

右手を使うと左脳、左手を使うと右脳が鍛えられるということではありませんが、ふだんあまり使っていない手を使うことで、脳が新しい刺激を受けることになります。

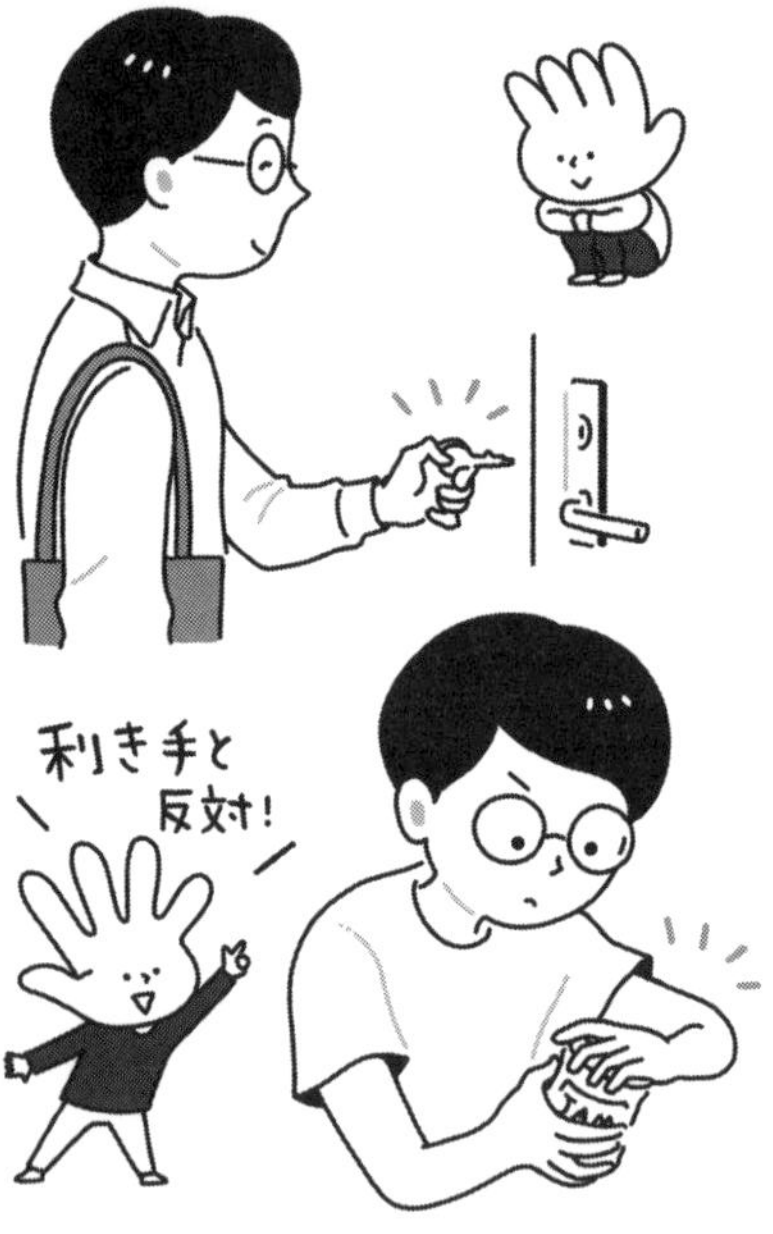

例えば……

●びんの蓋を開けるとき、利き手でびんを持ち、反対の手でふたを空ける
●家のカギを開けるときに利き手と反対の手を使う
●ふだんから左手を使うよう意識する　など

Motion 066

両手で数字を書いてみよう

両手をいっしょに動かすときに両方の手には相互作用が生じます。両手で同時に数字を書くことは簡単に思えるかもしれませんが、意外と集中力が必要な動作です。

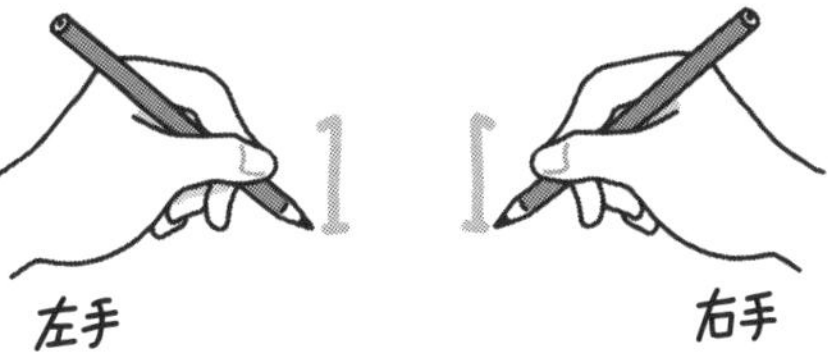

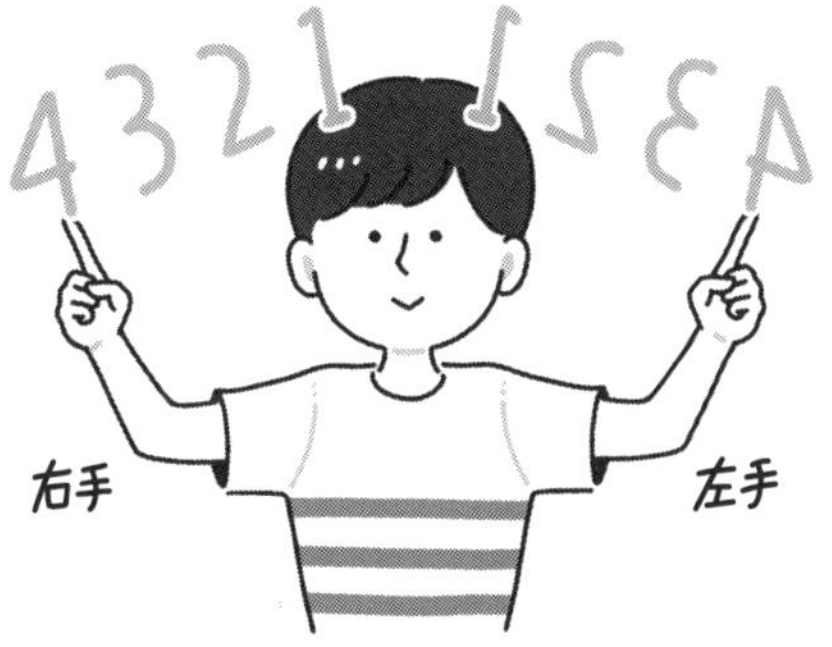

●両手で空に数字を1から5まで書いていく
●余裕があれば右手は鏡文字で書いてみよう（イラスト参照）
●サインペンやえんぴつを持って紙に書くと、脳トレ効果がより高まる

Motion
067

大豆を箸でつまんでみよう

箸で小さなものをつまむ動作は、繊細な指の動きが必要です。最初はうまくつまめないかもしれませんが、あせらず、ゆっくり続けていると上手にできるようになります。

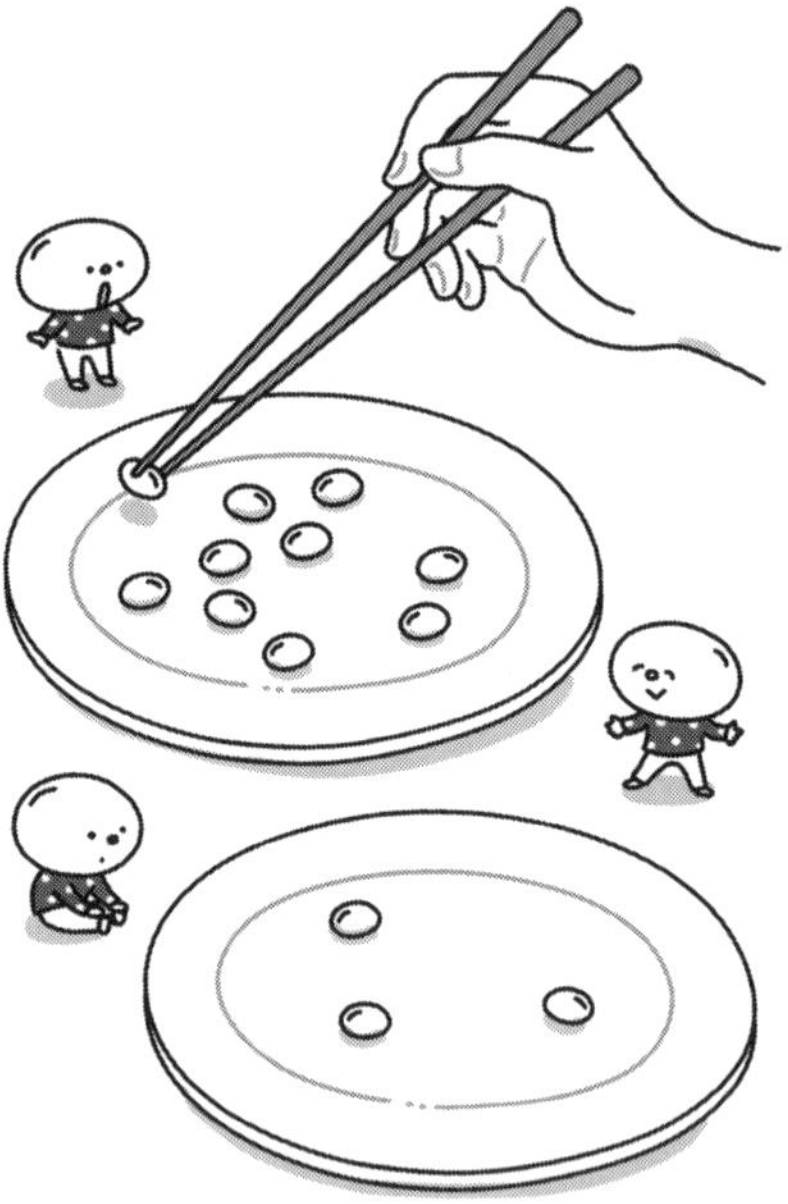

- 皿に入れた大豆を1粒ずつ箸でつまみ、別の皿に移す
- 1分間など時間を決めて、何粒移せるか計ってみるとやる気がアップする
- 家族や友人と競い合って楽しんでもOK

Motion 068

目の体操❶

ギュッとつむってパッと開く！

加齢とともに視力も落ちていきます。視覚は脳を刺激する大事な情報です。目の周囲の筋肉を動かすと血流がよくなり、見え方がよくなると言われています。

① 目をギュッとつむる

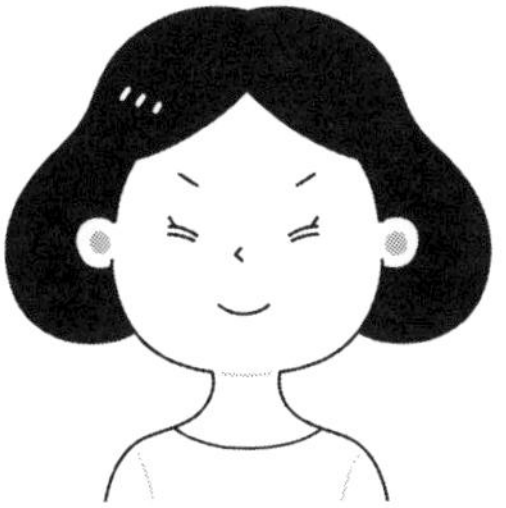

② パッと開いて大きく目をあける

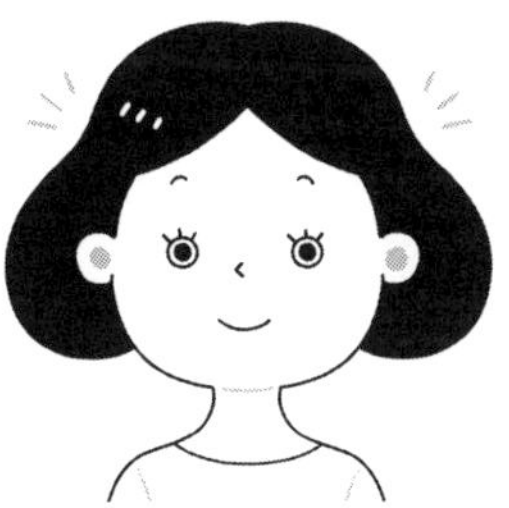

●①→②を何回か繰り返す

Motion 069

目を上下左右、斜めに動かそう！

目の体操❷

目を意識して動かすことはほとんどありません。上下左右、そして斜めと意識して動かすことで、目の周囲の筋肉が鍛えられ、老眼の予防や改善に効果があると言われています。

① 肩の力を抜いて、目線をまっすぐにする

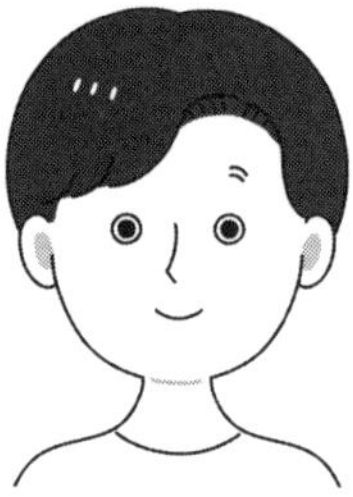

② 目だけを上方向に動かす。同様にして下方向へ動かす

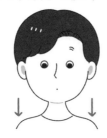

POINT

- 目といっしょに顔を動かさないこと
- 視線を動かしたい方向に向け、
  遠くを見るようにすると目が動く

③ 同じように左横、右横に目を動かす

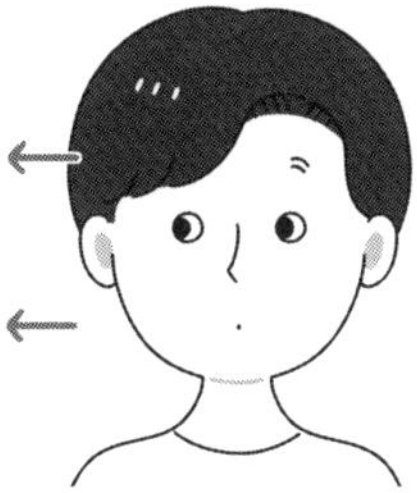

④ 右斜め上、左斜め上、左斜め下、右斜め下に目を動かす

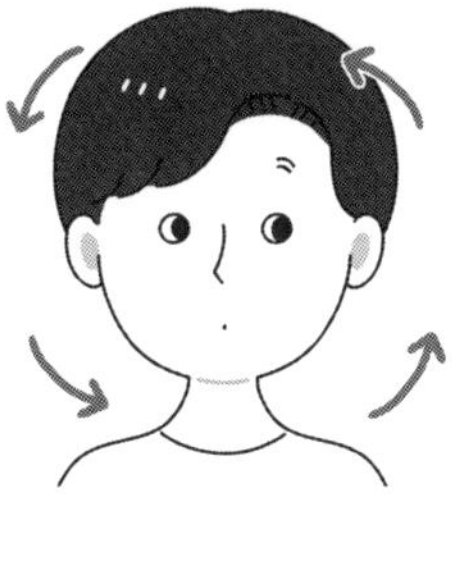

Motion

070

動く指を目で追いかけよう！

目の体操❸

動くものを追いかけて見る「動体視力」も加齢とともに衰えます。動く指先を追いかけて見ることで動体視力が高まり、見る力が若返る効果があります。

① 目の30㎝ほど先に親指を立てて、指先を見る

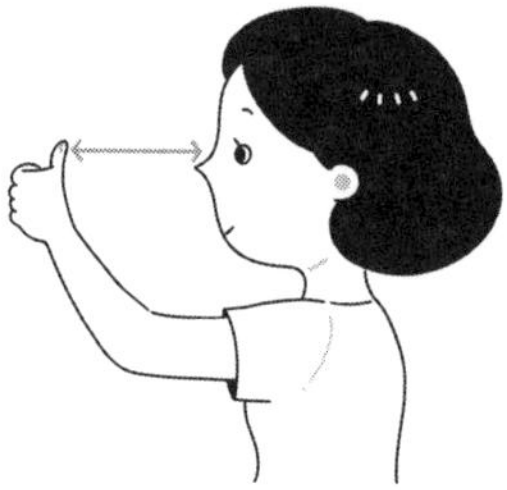

② 指先を上下に動かし、目は指先を追いかけて見る

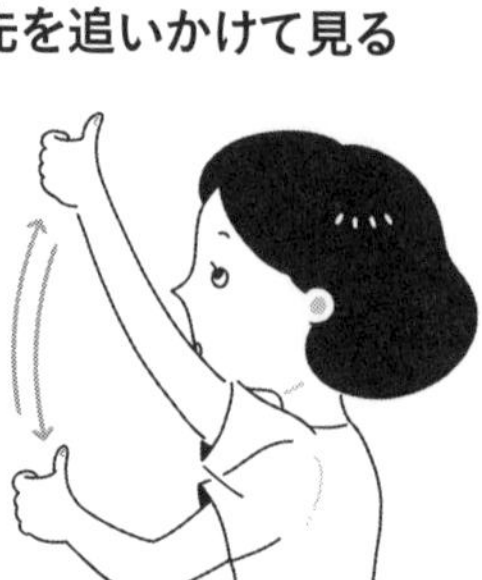

POINT

・最初はゆっくりと行い、慣れてきたらスピードを速める
・速い動きについていけるほど「動体視力」が高まっている証拠

③ 指先を左右に動かし、目は指先を追いかけて見る

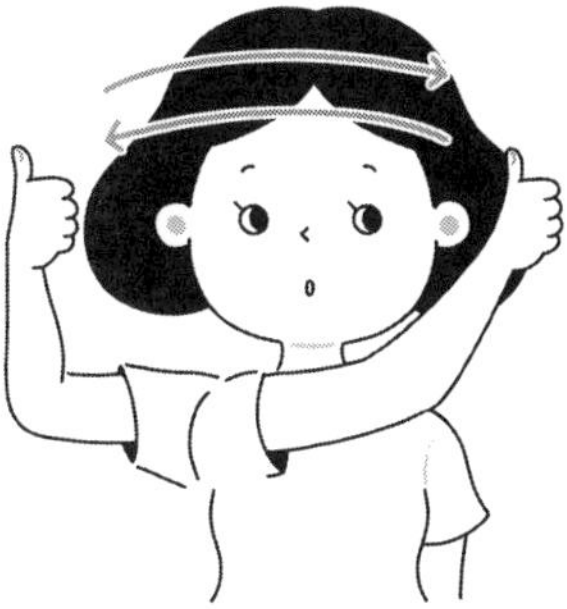

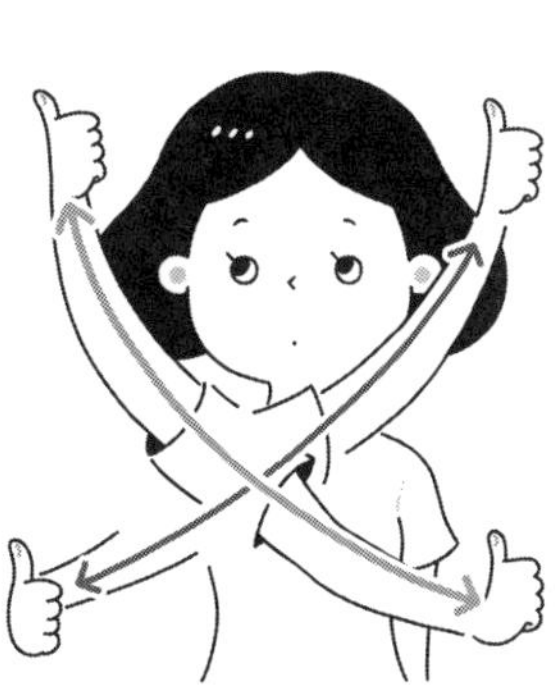

④ 指先を右上→左下、左下→右上へと斜めに動かし、目は指先を追いかけて見る。
左上→右下、右下→左上も同様に行う

Column

定年後に陥りやすい落とし穴 コミュニケーション不足

女性はそうでもないのですが、男性の多くは定年を迎えると人間関係が一気に希薄になりがちです。

仕事をしているときはたくさんの人に囲まれていても、定年退職後にいったん職場を離れると、会社の看板や役職が前提の人間関係がほとんどだったことに気がつくかもしれません。

人間関係は一朝一夕でできるものではありません。退職後にイチから人間関係を構築しようとすると時間がかかります。ですので、退職する前から職場以外の仲間をつくっておきましょう。

リタイアしたときに、それまでと変わりなく付き合える人を思い浮かべてみてください。たくさんいれば心配ありません。もしひとりも思い浮かばなければ、いまから趣味などを通じて交友関係を広げましょう。

趣味の仲間は共通の話題があるだけでなく、世代や地域、国境を超えた出会いの機会に恵まれます。こうした人間関係が人生を豊かにしてくれるでしょう。

Chapter 4

趣味を楽しむセルフケア15

知的好奇心が高い人ほど認知機能の低下が少ないという報告があります。

趣味は新しいことに挑戦するきっかけになりますし、楽しんでできる一石二鳥のトレーニングです。

Motion 071

楽器を演奏している人はボケにくい
ピアノは抜群の脳トレ効果！

楽器の演奏では指先を使います。さらに、指先だけでなく、ひじ、肩、体幹まで、ふだんはあまり使わない筋肉や関節を、同時に連動させて使うことになります。なかでも、私が脳の健康維持に有効な趣味としてすすめるピアノは、足でペダルを踏むこともあり、まさしく全身を使って演奏しています。ふだんの動きでこれほど多くの関節は使いません。**楽器を演奏することが全身を無意識のうちに動かすことになり、脳のさまざまな領域が刺激を受けるのです。**特に、ピアノのいいところは両手を使って演奏することです。ピアノを弾けば弾くほど右脳と左脳をつなぐ「脳梁《のうりょう》」と呼ばれる神経細胞の厚みが増すという報告もあるくらいです。

楽譜を見ながら弾くと、さらに脳が活性化します。

楽譜を見て演奏するときには、楽譜を脳の「作業記憶」の領域にインプットし、そ

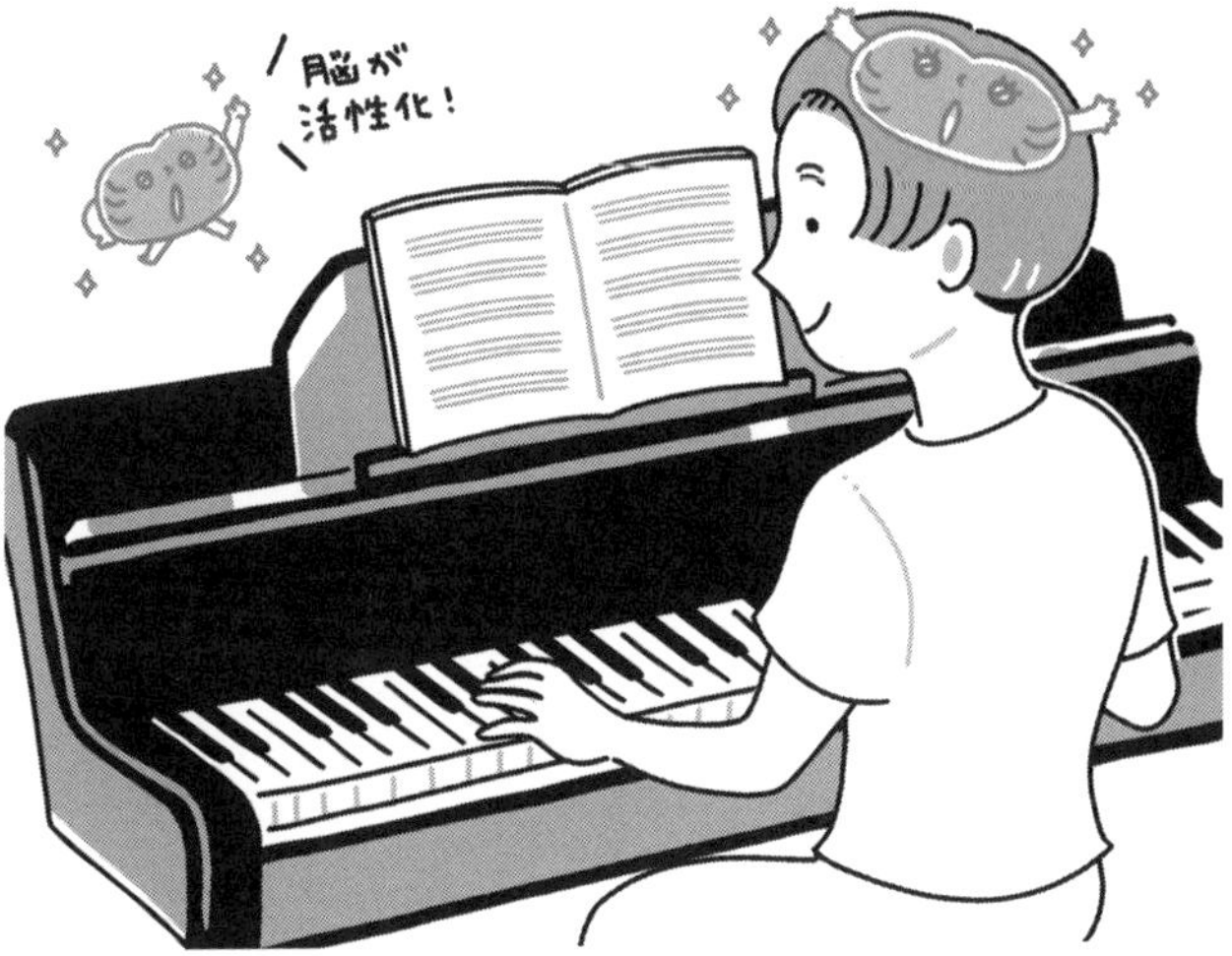

こから言語や音韻《おんいん》情報の役割を持つ「音韻ループ」というところに記憶させます。そこから手を使って演奏することで、それらの情報をアウトプットしています。

楽譜を見てピアノを弾くという一連の流れの中で、脳の複数の領域が刺激を受けてフル活躍しているのですから、脳を活性化するすばらしい趣味と言えます。

私自身も音楽が好きで、35歳の頃に思い立ってピアノを習い始めました。最初はつたないものでしたが、続けると様《さま》になるものです。研究室に電子ピアノを置いて早朝や休憩時間にピアノを弾いていますが、リフレッシュにとても役立っています。

Motion 072

考えて、手を動かす
料理で段取り力がアップ

外食や惣菜に頼ると栄養バランスが偏りがちになりますが、自炊すればその心配がありません。何より、毎日の食事を料理することは抜群の脳トレになります。

料理をするときは、家族の好みや栄養バランスに配慮して献立を考え、材料をそろえるために買い物に行きます。献立を考えるだけで脳はフル回転していますし、買い物は歩くうえに荷物を持ちますから、この時点でかなり脳と体を使っています。

さらに、**調理はいくつもの手順を同時にこなす「デュアルタスク」の連続です。**例えば湯を沸かしながら野菜を洗って切る、切った野菜を下ゆでしている間に調味料を準備する、煮物を火にかけて煮込みながら和《あ》え物をつくるなど、**同時に複数の作業を進める必要がありますから、認知力アップのいいトレーニングになります。**

進学や就職で子どもが家を離れ、家族の数が減ると外食や惣菜ですませることが増

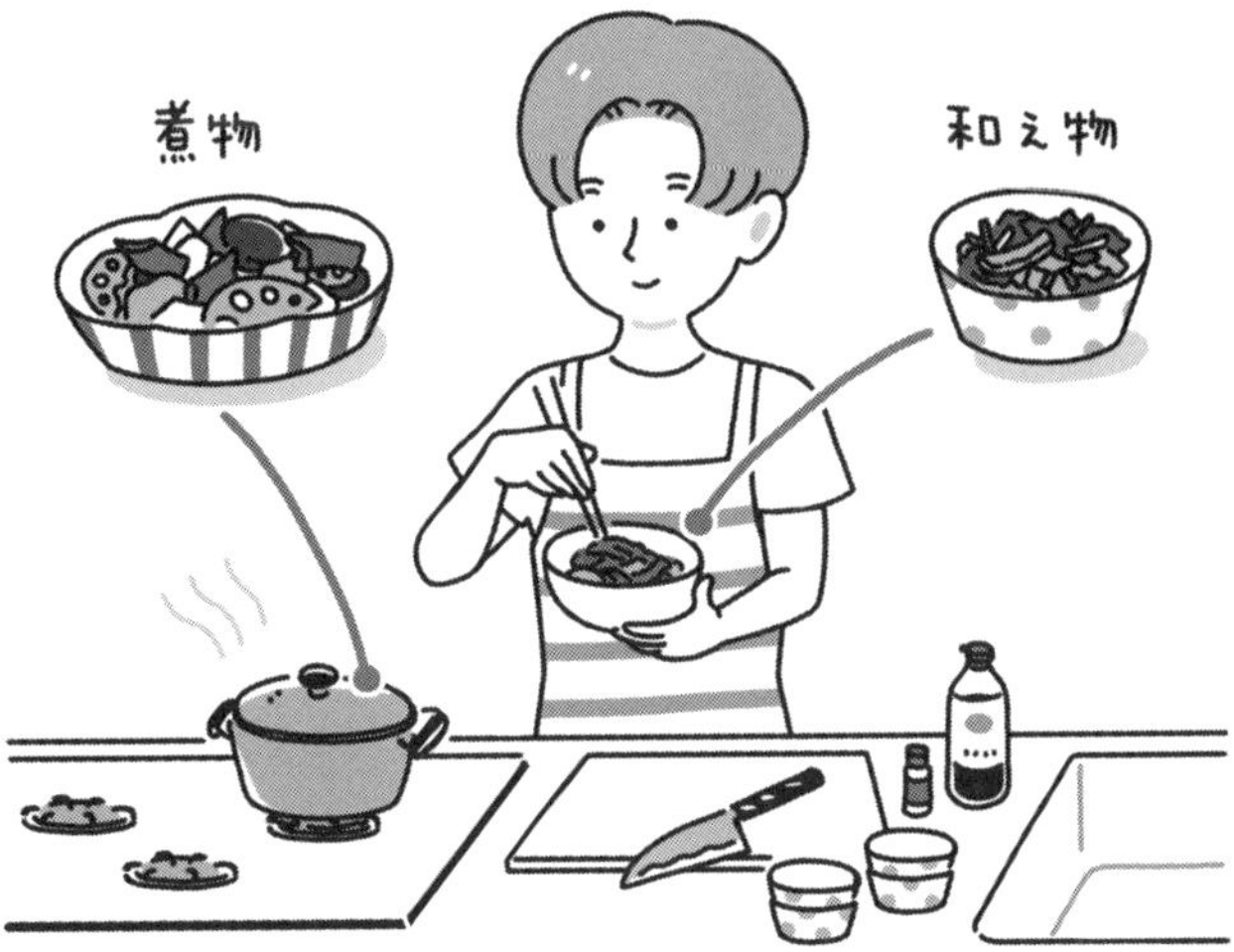

えていないでしょうか。もし、自炊がめんどうになってきたときは認知機能が低下し始めているサインです。料理をする機会をむしろ増やすことをおすすめします。

凝った料理でなくても、刺身丼のように切って盛り付けるだけでいいメニューはたくさんあります。これにみそ汁をつければ立派な定食になります。それまで3～4品作っていたとしたら、品数を減らせば負担が減ります。無理なくできる献立を考えるのもいい脳トレになるのです。

料理をしたことがない人でも、シニア向けの健康的なレシピを紹介する書籍がありますし、テレビの料理番組も参考にしましょう。

Motion
073

賭けない・飲まない・吸わせない
健康マージャンのすすめ

不健康なイメージがある**マージャンは、実は脳を活性化させる魅力的な遊びです。**厚生労働省主催の全国健康福祉祭（通称：ねんりんピック）では、健康マージャンが正式種目として採用されています。また、仙台には「日本認知症予防マージャン協会」という、「お金を賭けない」「タバコを吸わない」「お酒を飲まない」を原則に、「健康マージャン」の出張教室を行う団体があり、近年、人気が高まっています。

マージャンはひとりではできません。**仲間と楽しむので自然とコミュニケーションが伴います。さらに、ルールを覚えないとゲームができないので、記憶力が必要とされます。ゲームですから楽しみながら覚えるというメリットがあります。**

健康マージャンは全国に広まっています。日本健康麻将協会のホームページをチェックすると「健康マージャン」を開催している全国の会場が検索できます。

Motion

074

構図を考えるのも楽しい
カメラで脳を活性化

趣味の中でもカメラは脳と体の老化予防におすすめです。何を撮ろうか、撮りたい被写体はどこに行けば撮れるのか、自分のイメージに近い写真を撮るためにはどうすればいいのか、など考えることはいくらでもあります。**カメラを上手に使いこなすこと自体が脳を使いますし、そのうえ被写体を探して歩くという行動が加わると足腰も鍛えられます。**撮影しながら歩くのは、単なるウオーキングよりも楽しいので時間を忘れて長い距離を歩くこともあると思います。

せっかくですから撮った写真はアルバムをつくって整理しましょう。スマホやパソコンに保存したり、プリントアウトして飾ったりするのもいいでしょう。最近のスマホは高機能のカメラが備わっているものがほとんど。編集機能もついているので十分楽しめます。わざわざ高価なカメラを買う必要はありません。

Motion

075

季節の便りを華やかに
絵手紙を描いてみよう

認知症の予防や軽度認知障害（ＭＣＩ）のリハビリに用いられる「クリニカルアート（臨床美術）」と呼ばれる手法があります。単に絵を描くだけでなく、対象に触ったり、匂いをかいだり、味わったりしながら、感じたことを絵に表現します。絵を描くときは、描こうとしているものをよく見て、イメージを膨らませてから、紙の上に形にしていきます。この工程は脳の広い範囲を刺激して活性化すると言われていて、**認知症以外に、ストレス緩和、子どもの感性教育などへの効果も期待されています。**

絵を描いてひとりで楽しむのもいいのですが、せっかくなら家族や友人に宛てて、庭や公園に咲いている花などを絵手紙に描いてみましょう。描き上がったときに達成感や満足感が得られるうえに、切手を貼ってポストに投函すればコミュニケーションのツールとなるのですから、いいことづくしです。

Motion

076

自分を絵で表現してみよう

ポートレートを描いてみる

なにを描いていいのかわからないときには、自分の顔を描いてみましょう。自分がモデルであれば多少うまく描けなくても気にしなくてすみますし、上手に描けたら「自分って意外とイケてるかも」とうれしくなるでしょう。絵を描くために鏡に向かっていると、思わぬ発見があるかもしれません。

集中して描き上げたときの達成感や満足感は脳に活力を与えます。下手だ、似ていないと落ち込むのではなく、目元は似ているとか、髪型はこまかく表現できた、などうまくできたところを探しましょう。

自分ひとりで描くのが物足りないのであれば、初心者向けの絵画教室に通うのも一興です。絵を描くのが苦手なら、塗り絵を楽しむことでも脳は活性化します。色合わせを考えて指先をこまかく動かす塗り絵も脳トレとして人気があります。

Motion 077

ヒモさえあればいつでもできる
簡単あやとり

子どもの頃の遊びにも脳トレになるものがあります。あやとりはその最たるもの！ヒモが1本あれば、いつでも、誰でも、どこでもできるのも魅力です。

あやとりは両端を結んだヒモを両手の指にひっかけたり外したりして、ホウキ、ハシゴなど、さまざまな形をつくります。

指を上手に動かせないと時間がかかりますし、ひっかける場所を間違えるとできあがりの形になりません。その代わり、うまくできれば1本のヒモからさまざまな形ができることに、ちょっとした感動を覚える人もいるでしょう。

子どもの頃の記憶を思い出せる人はぜひやってみてください。思い出せないのであれば、インターネットにアップされている動画を参考にするといいでしょう。子ども向けのあやとりの本もおすすめです。

ホウキの作り方

1 両手の親指と小指にヒモをかける。
左手のヒモを右手の中指でとり、途中で1回ひねる

2 左手中指のヒモをを左手の中指で下からとる

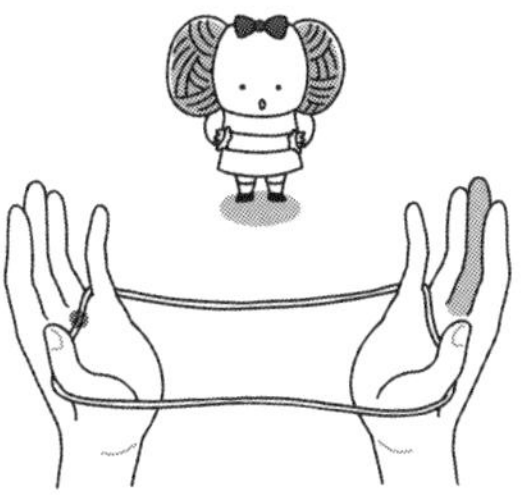

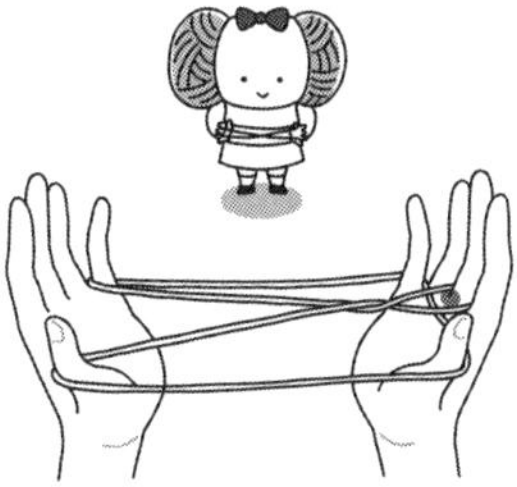

3 両手の手のひらをパンと打ち合わせ、右手の親指と小指を外す

4 ホウキが完成！

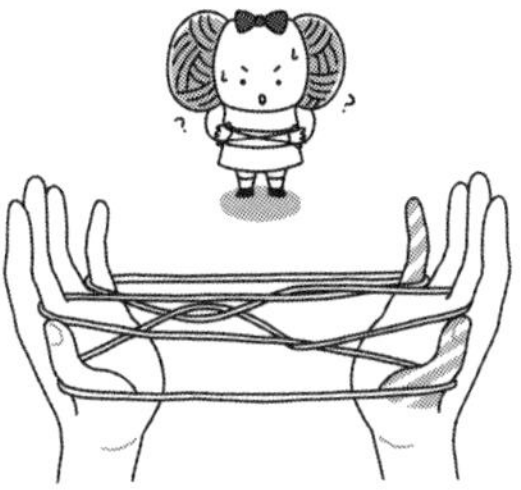

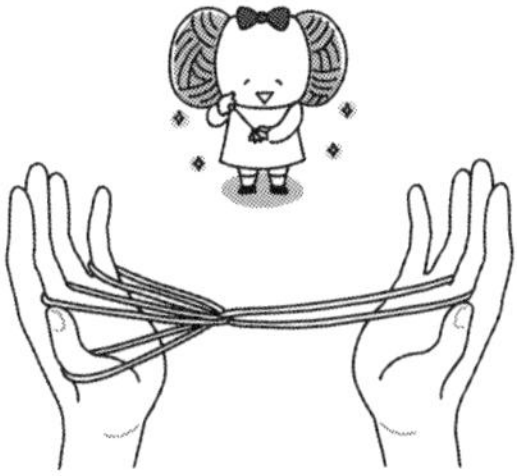

POINT

- ヒモはなんでもいいが、毛糸を使うと適度に摩擦があってやりやすい
- ヒモは長すぎても短すぎてもやりにくい。ホウキは結んだ状態で40～50cmがちょうどいい
- 形をどんどん変えていく連続技や、二人で順番にとっていく「二人あやとり」などもある

Motion
078

昔を思い出してみよう
折り紙あそび

子どもの頃の遊びで脳トレになるものと言えば折り紙です。指先を動かしますし、複雑な手順を覚えるので脳の活性化につながります。できあがりを想像しながら折ることで、空間認識を司っている前頭葉《ぜんとうよう》への刺激が期待できます。

ポピュラーなのは鶴《つる》でしょうか。ほかにも、やっこさん、かぶと、風船、手裏剣、紙飛行機などがあります。紙飛行機はつくって飛ばす楽しみもありますね。子どもの頃の記憶を思い出して簡単なものからチャレンジしてみましょう。

最初はチラシなどを正方形に切ったもので挑戦してもいいのですが、せっかくなら、きれいな色の折り紙や柄が美しい千代紙などを準備すると、できあがりがより美しくなり、仕上がったときの満足度が高まるでしょう。

紙箱の作り方

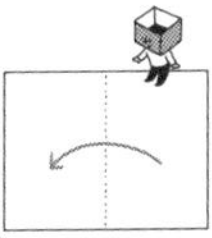

①

長方形のチラシを用意して、長いほうを真ん中から半分に折る

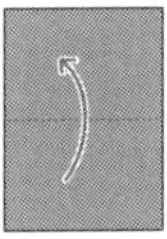

②

①を点線の位置で矢印の方向に折る

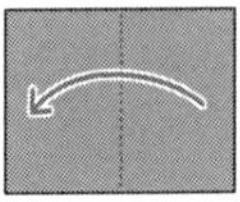

③

さらに半分に折る

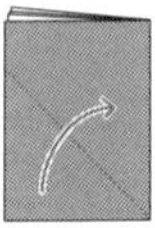

④

輪になっているほうを右側と下側にして、点線の位置で下から上に折る

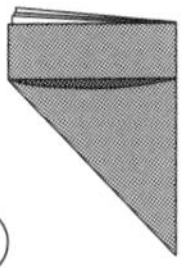

⑤

両側を折り、上下を入れ替える

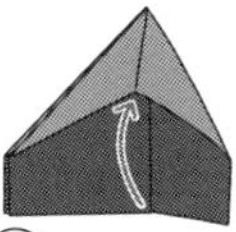

⑥

三角の部分を開き、上部が三角形になるように折る

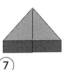

⑦

裏返して同じように折る

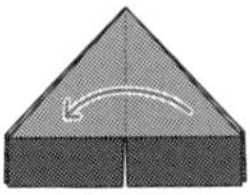

⑧

真ん中から矢印の方向に折る

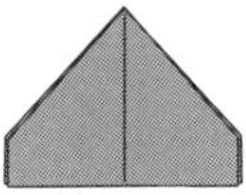

⑨

裏側も同じように折る

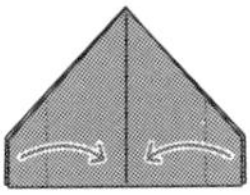

⑩

点線の位置で矢印の方向に折る。反対側も同じように折る

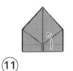

⑪

下部を三角形の上（点線の位置）で矢印の方向に折る。反対側も同じように折る

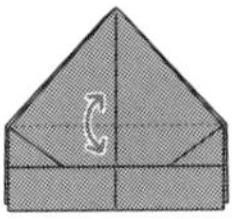

⑫

点線の位置で、表と裏に折り目をつける

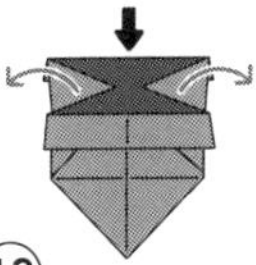

⑬

中に手（指）を入れて広げる

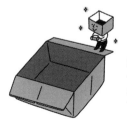

⑭

できあがり。ゴミ箱にするとそのまま捨てられて便利！

Motion 079

伝統的な日本のゲーム
囲碁・将棋のすすめ

子どもの頃にやっていてルールを覚えているのであれば、囲碁や将棋もおすすめの脳トレです。どちらも、自分だけでなく相手の手を読みながら次の一手を考えるのですから、脳をフル回転することになります。

囲碁も将棋も戦略的に考えるゲームですが、囲碁は「とった陣地が多いほうの勝ち」、将棋は「相手の王をとったほうの勝ち」と、目的が異なります。どちらかと言えば、駒の動かし方が決まっている将棋のほうが理解しやすいとされています。

将棋は古代インドの「チャトランガ」というゲームが起源という説が有力で、西洋ではチェスに発展したと言われています。**アメリカやヨーロッパの研究で、チェスは軽度認知障害（ＭＣＩ）の改善に効果があると報告されていますから、将棋にも同じような効果がある**と考えていいでしょう。

Motion
080

言葉から情景を思い浮かべる 落語・講談を聴きに行こう

最近、**落語や講談の人気が高まっています。どちらも演者が話す言葉から情景を思い浮かべる娯楽で、脳の活性化におすすめの趣味と言えます。**

ご存じの通り、落語は演者が登場人物になりきって、会話を中心として物語が進行します。ひとりで、しかも声と身振り手振りだけで老若男女を演じ分け、背景も説明します。最後に必ずオチがつくのも落語ならではですね。

一方、講談は演者が語り部として物語を進めます。ハリセン（張扇）をパンパンと叩きながら、講談独特のテンポでリズミカルに語ります。基本的には、実在する人物についての歴史的な内容が多くなっています。

落語も講談もそれぞれ魅力があります。近くに寄席があればのぞいてみましょう。落語、講談、漫才、手品、曲芸など、バラエティーに富んだプログラムが楽しめます。

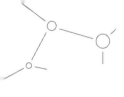

Motion

081

お気に入りの食器を作る
陶芸を楽しもう

粘土を手でこねて形を作る陶芸も、脳を活性化させると言われている趣味です。**陶芸のいいところは、楽しめるだけでなく、自分好みの食器を自分で作ることができる点です。**お気に入りのカップでお茶やコーヒーを飲んだり、料理を盛り付けて食べたりする楽しみが生まれます。

陶芸を始めたいと思ったら、まずは近所の陶芸教室を探しましょう。大事なのは近くて通いやすいことです。そして、入会金や月謝、材料費、焼成費《しょうせいひ》（作った作品を焼くためにかかる費用）などもチェックします。続けやすそうな場所や金額であれば見学や体験を申し込んで、教室の雰囲気が自分に合っているかどうかを確認します。

インターネットを使えば、これらの情報はすぐに得ることができます。情報を集めやすくなっているのですから活用しましょう。

Motion
082

楽しめて家が華やかになる
生け花・フラワーアレンジメント

草花が好きであれば、生け花やフラワーアレンジメントもおすすめです。

生花を使って室内を飾るのはどちらも同じです。違いはありますが、わかりやすく言えば生け花が「和」で、フラワーアレンジメントは「洋」と言えるでしょう。生け花のほうが敷居の高いイメージがありますが、ニーズに合わせた流派も登場しており、違いがなくなってきていると言う人もいます。

一般的には、生け花は空間を生かす「引き算」でフラワーアレンジメントはすき間なく飾る「足し算」、生け花は正面から眺めたときに美しく見えるように生ける（平面的）、フラワーアレンジメントは四方から見る（立体的）などと言われます。

難しく考えず、自分が「好きだな」「興味があるな」と感じる教室を探して参加してみましょう。両方参加してみて気に入ったほうを選んでもいいでしょう。

Motion 083

ひとりカラオケのすすめ

気を遣うことなくストレスを解消

大きな声で歌うことは脳を活性化させますが、「人前や自宅では恥ずかしくてできない」という人もいるでしょう。そんなときはひとりカラオケを試してみてください。気を遣わず自分の好きな曲を歌うことができます。

少人数向け個室があるカラオケ店であれば、ひとりで利用することができます。最近はひとり利用向けの特別料金を設定しているところもあるくらいです。

大きな声を出して歌うとストレス解消になります。若い頃にはやっていた曲であれば、歌詞やメロディを覚えているものもあるでしょう。最近のカラオケは年齢や流行した年代から曲を検索することができて便利です。懐かしい曲を歌うことで、当時の思い出もいっしょによみがえるでしょう。**振り付けを覚えていたら、歌いながら振りも合わせてみましょう。ちょうどいい有酸素運動になります。**

Motion

084

外出しなくてもおしゃれを楽しむ ひとりファッションショー

出かけるのが億劫《おっくう》なときは、**自宅でひとりファッションショーはいかがでしょうか。出かける目的や場所、TPOを考えてコーディネートすると、効果的に脳を活性化できます。**おしゃれを楽しむことが目的なので、ふだんなら着ないドレスや着物などに袖《そで》を通して、鏡の前でポーズをとって楽しむのもいいでしょう。

華やかなドレスを着ると気持ちがワクワクします。着物を着付けるのは襟《えり》を抜いたり、おはしょりを整えたり、帯を結んで帯締めや帯揚げを締めたりと一苦労ですが、きれいに仕上がると達成感があります。

上手に着られて似合っていたら、思わず出かけたくなるかもしれません。そう感じたらせっかくですから、ちょっと出かけてみましょう。買い物もいいですし、散歩でもかまいません。おしゃれをして出かけることが脳へのいい刺激になります。

Motion 085

趣味がないという人は……
家族や友人の趣味にチャレンジ

趣味は知的好奇心を刺激するよい手段です。個人が楽しんでできることですから、ここに紹介しているもの以外でもかまいません。**大事なのは趣味を楽しむことで「もっと知りたい」「もっとやりたい」という意欲がどんどんわいてくることです。**

自分の興味があることをひとりで始めるのもいいですが、**「趣味がない」「何をすればいいのかわからない」というときには、家族や親しい友人の趣味にチャレンジしてみましょう。**友人に教えてもらえますし、いっしょに楽しめるのも魅力です。

ただし、大事なのは「仲がよくて楽しめる人といっしょに」です。ケンカになったり、イライラしたりする場合はストレスになって、脳に負担がかかるのでおすすめできません。無理をしていっしょに過ごす必要はないのです。ストレスなく楽しめる趣味が脳へのスパイスになります。

Chapter 5

食生活のセルフケア15

食事は脳を養う栄養を補給するうえでとても重要な要素です。また、咀嚼運動は脳を刺激しますし、食べ方が健康を左右することも。脳の活性化には食生活への配慮が重要です。

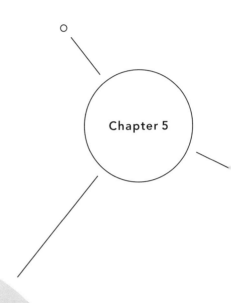

Motion
086

和食と洋食のいいとこどり
地中海和食のすすめ

食事で摂《と》る栄養には脳を活性化するものもあれば、動脈硬化を進行させたり、高血糖状態を招いたりして脳にダメージを与えるものもあります。**何をどう食べるかが、あなたの脳の状態を左右すると言っても過言ではありません。**

食事に関する研究報告はたくさんありますが、その中でも**認知症予防、特に脳血管性認知症の予防に役立つと、世界的に認められているのが地中海食です。**

地中海食は、イタリア、ギリシャ、スペインなどの地中海沿岸に住む人が食べている伝統的な料理のことです。代表的な特徴として、次の5項目がよく挙げられます。

- **果物や野菜を豊富に食べる**
- **肉や乳製品よりも魚を多く食べる**
- **オリーブオイルを豊富に使う**

地中海食ピラミッド

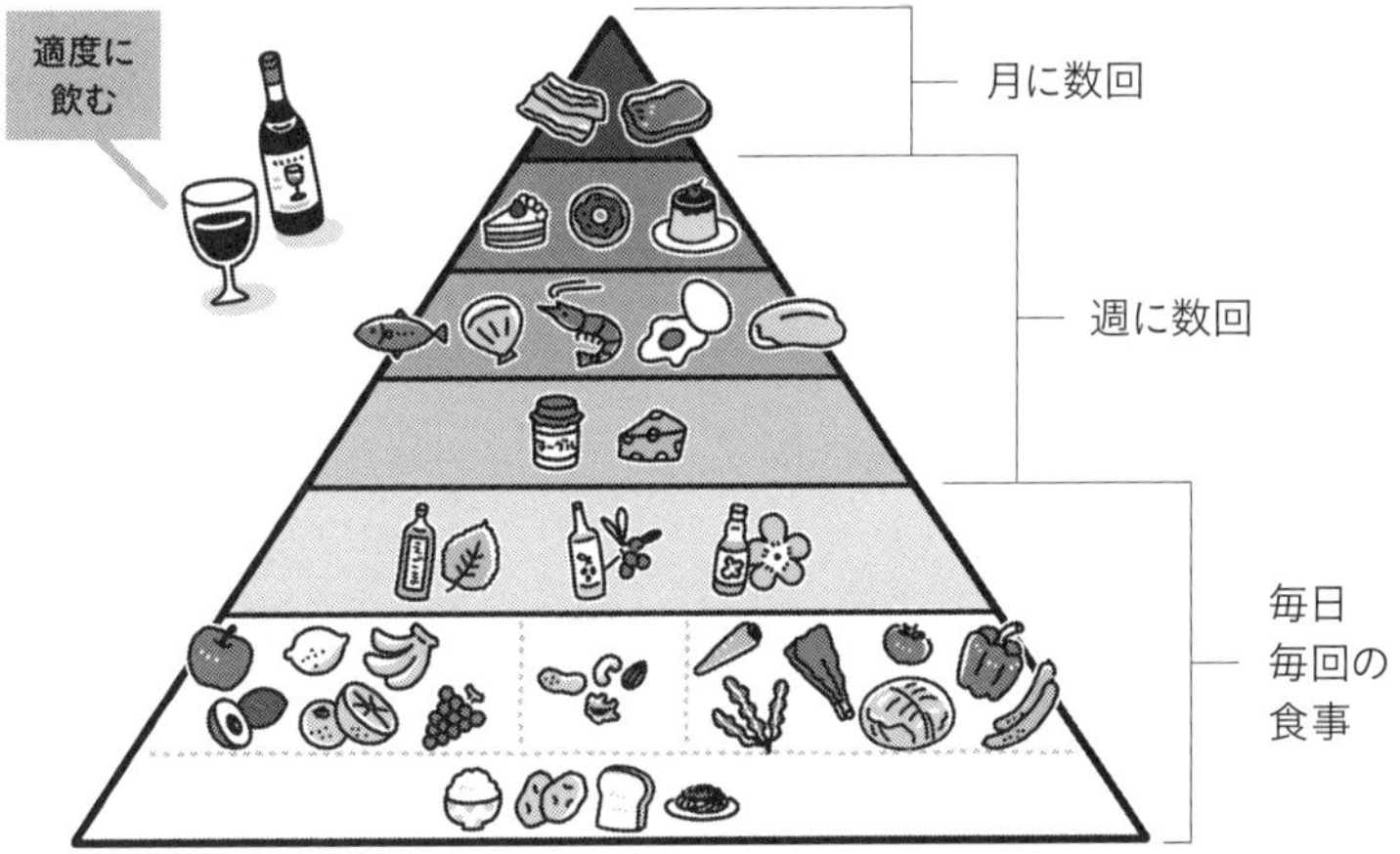

●ナッツ、豆類、全粒粉など未精製の穀物を食べる

●赤ワインを飲む

果物や野菜には抗酸化作用のある成分が多種多様に含まれていますし、魚は脳を活性化するEPAやDHAが豊富。オリーブオイルやナッツは質の良い脂質が含まれます。赤ワインには認知症予防効果があると言われるレスベラトロールが含まれていますから、どれも健康におすすめの食材ばかり。豊富な野菜と果物と魚は日本の食習慣ですし、脂質の摂取量が多いことと赤ワインは欧米の食習慣です。脳の健康維持には和食と洋食のいいとこどりがよさそうです。

Motion 087

脳と体を動かすために血糖値を上げる
朝食は適度に糖質を摂ろう

脳を働かせるためには、活動に必要なエネルギーが必要です。脳の重さは体重の2%にすぎませんが、消費するエネルギーは基礎代謝の20～25%を占めています。**1日に必要なエネルギーのおよそ5分の1から4分の1が脳のために使われている**のです。

深夜に暴飲暴食しないかぎり、朝起きたときは前夜の夕食から6時間以上は経っているので、**朝食を抜くと脳が活動するエネルギーが足りなくなります。**糖質の過剰摂取による高血糖状態は脳への負担になりますが、**寝ている間にエネルギーを使い果たしている朝は、適度に糖質を摂って血糖値を上げる必要があります。**

ただし、血糖値を上げすぎるのもよくないので、玄米や五穀米、全粒粉パン、ライ麦パンなど血糖値を上げにくい主食や、たまごかけごはん、チーズトーストなど糖質にタンパク質を加えたメニューがおすすめです。

Motion
088
脳を活性化させるオメガ3系脂肪酸
さば缶のすすめ

オメガ3系脂肪酸はいわしやさば、鮭、さんまなどに多く含まれるＤＨＡ（ドコサヘキサエン酸）やＥＰＡ（エイコサペンタエン酸）のほか、荏《エ》胡《ゴ》麻《マ》油や亜《ア》麻《マ》仁《ニ》油に含まれるα-リノレン酸があります。**血管の炎症を抑えて動脈硬化を予防・改善する働きがあることがわかっていて、認知症予防にも役立つ**という研究報告もあります。

２０１４年にアメリカ、ピッツバーグ大学医学部が行った研究では、魚を週に１回以上食べたグループは、まったく食べなかったグループに比べて、記憶力や認知機能を担うタンパク質の容積が大きかったそうです（＊11）。

魚は脳に効く食材ではありますが、鮮度が落ちやすく、調理に手間がかかります。そこで、**最近、人気が高まっているのが、常備できて調理しやすい水煮缶詰です。さばやいわしなどＤＨＡやＥＰＡを多く含む青魚の水煮缶詰を活用しましょう。**

Motion 089

元気な高齢者は肉好きが多い!?
ステーキをモリモリ食べよう

近年、「健康長寿には肉を食べよう！」という肉食がブームになっています。2017年に105歳で亡くなった日野原重明さんなど、元気で長寿な高齢者に肉好きな人が多いことがテレビで紹介されたり、100歳以上の高齢者が平均的な日本人に比べて動物性タンパク質を多く摂っている（＊12）ことが明らかになったりした影響があるのでしょう。肉を噛み切れるくらい元気があるから長生きなのかもしれませんし、肉食と認知機能の関係を示す明確なエビデンスはありません。

とはいえ、日本人の死因の上位にある肺炎は、高齢者の栄養不足も関与していると言われています。加齢とともに、血液中のアルブミン（タンパク質の栄養状態を示す）の数値が低く、タンパク質が不足している人が増加することもわかっています。高齢になっても積極的にステーキなど、タンパク質を摂ることを心がけましょう。

Motion 090

ポリフェノールたっぷり
オリーブオイルを活用しよう

地中海食が健康長寿に役立つ要因のひとつはオリーブオイルだと言われています。**オリーブオイルには動脈硬化を抑制する作用を持つポリフェノールが豊富**なので、その効果が指摘されています。

それに加えて、**最近、オレオカンタールという新たな成分に注目が集まっています。**オレオカンタールは、エクストラバージンオリーブオイルに含まれるピリリとした辛み成分です。マウスの実験ではありますが、**アルツハイマー病の要因とされるアミロイドβが脳に沈着するのを抑制する働きが報告され**（＊13）、**認知症予防効果が期待されています。**オレオカンタールやポリフェノールは加熱すると効果が失われるので、エクストラバージンオリーブオイルをドレッシングなどに利用するといいでしょう。

抗酸化作用が強く酸化しにくい油なので加熱調理にも向いています。

Motion 091

フィトケミカルを丸ごといただく フレッシュスムージー

美容や健康のためにと、フレッシュな野菜や果物を使ったスムージーを飲む人が増えているようです。スムージーとは野菜や果物に牛乳、ヨーグルト、はちみつなどを加えて、ミキサーにかけたもので、のどごしがよく飲みやすいドリンクです。

原料である野菜や果物には、抗酸化作用が強くて動脈硬化予防に役立つと言われるフィトケミカルが含まれています。フィトケミカルは、紫外線や昆虫など植物にとって有害なものから身を守るために植物がつくりだした、色素、香り、苦味、辛味などのもとになる成分の総称です。その種類は膨大でわかっているものだけでも一万種類以上あると言われ、ほとんどすべての野菜や果物に含まれています。

フィトケミカルの中には加熱で失われてしまうものがあります。生の野菜や果物をそのまま飲むスムージーが人気なのは理にかなっています。

Motion
092

食物繊維やビタミン、ミネラルが豊富
主食は玄米や雑穀がおすすめ

糖尿病が認知症のリスクであることが明らかになり、最近では糖尿病とは診断されない「食後高血糖」も、認知機能を低下させるリスクがあることがわかってきました。**食後高血糖とは、食事でごはんなど糖質を多く摂取したあとで、長時間、血糖値が下がらない状態が続くこと**を言います。

アメリカで行われたARIC研究（約15000人を対象に行われた平均15年間の追跡調査）のデータによると、**食後血糖値が高かったグループは20年後に認知能力が低下するリスクが19%上昇**していたそうです（＊14）。

食後の血糖値を上げる大きな要因はごはんや麺、パンなどの主食です。これらを**玄米や雑穀、全粒粉パン、ライ麦パンなどにすると、白米や食パンなどに比べて血糖値の上昇がゆるやかになると言われています。**苦手でなければ試してみてください。

Motion 093

血糖値の上昇をゆるやかにする
野菜から食べよう

食後高血糖を改善する食べ方として、日本糖尿病学会もすすめているのが野菜を最初に食べる「野菜ファースト」です。やり方はとても簡単です。**まず野菜のおかずを食べ、次に肉や魚、大豆などメインのおかずを食べて、最後にごはんを食べるだけ**です。食べる順番を変えるだけですが、食後の血糖値の上昇が抑えられます（＊15）。

これだけで認知機能低下のリスクが下がるのですから、ぜひ試してみてください。私も食事のときはこの順番で食べています。ごはんだけ食べることに抵抗があれば、メインのおかずを残して、いっしょに食べてもかまいません。大事なのは最初に野菜のおかずをしっかり食べておくことです。

ただし、早食いは効果が出にくいので、よく噛んでゆっくり食べること。野菜のおかずを食べてからごはんを食べるまでに5～10分以上かけるようにしましょう。

Motion

094

噛む刺激が脳を活性化させる

よく噛んで食べよう

よく噛んで食べることは、血糖値の抑制だけでなく、認知機能の維持に役立つことがわかっています。咀嚼《そしゃく》と認知機能の関連を示す研究報告や、加齢とともに歯の残存本数が少ないほうが認知症のリスクが高いことを示す研究報告はたくさんあります。

噛む力と認知機能の関連は2つの理由が考えられます。

ひとつは、脳への血流の減少です。咀嚼するときは、あご周辺の筋肉を刺激するので脳への血流が増えます。認知症の診断に用いられるSPECT検査は脳の血流状態を調べるくらいですから、脳の血流低下は認知機能の低下に直結すると言えます。

もうひとつは栄養状態の悪化です。噛む力が弱くなると、かたいものが噛み砕けなくなり、量も食べられなくなって食欲の低下をもたらし、栄養不足に陥りやすくなります。栄養が不足すると、脳はガス欠状態に陥り、認知機能が低下してしまいます。

Motion 095

肥満が認知機能の低下を招く 65歳まではダイエット

私たち東北大学加齢医学研究所の研究チームが行った調査では、**男性の肥満が海馬の体積に悪影響を与えていることがわかりました。**これは、690人の男性と738人の女性を対象に行った研究結果です。ちなみに、女性の肥満は男性ほどの関連性を読み取ることはできませんでした（*16）。

女性の肥満については、国立がん研究センターの「科学的根拠に基づくがん予防」で閉経後の肥満が乳がんのリスクになることが指摘されています。

男性も女性も加齢による筋力低下が顕著になるまでは、適正体重を維持するためのダイエットをおすすめします。適正体重の目安になるのは、身長と体重から計算式で算出するBMI（ボディ・マス・インデックス）です。BMIが18・5〜25未満（普通体重・日本肥満学会）の範囲になるように体重を管理することをおすすめします。

*BMIの計算式=体重kg÷(身長m×身長m)

Motion

096

年齢に合わせて食べ方を変える
70歳を過ぎたら好きなものを食べよう

ダイエットをすすめるのはある程度の年齢までです。**おおよそ70歳過ぎてのダイエットは、筋肉量や骨量が減るリスクを伴ってしまいます。**

最近、加齢に伴って筋力や骨量が弱くなって身体機能が低下する「サルコペニア」や、加齢とともに虚弱状態（運動処理能力、認知機能、栄養状態、持久力、日常生活の活動性などの低下）に陥る「フレイル」が問題視されています。

どちらも筋力や骨量の減少が関係しています。**高齢期に筋肉量が減ることは転倒や骨折のリスクが高まり、認知機能の低下のきっかけになりかねません。**

加齢とともに食欲が落ちて、食べる量が減る傾向があります。70歳を過ぎたらやせすぎのほうがよくないので、好きなものを食べて筋肉量を維持する（体重が減らない）よう心がけましょう。Chapter 1で紹介した運動も筋肉量の維持に役立ちます。

Motion

097

食べ過ぎは脳の老化を促す
腹七分目を心がけて間食をしない

腹七分目を心がけて、食事と食事の間におやつをつまむことなく、空腹の時間をつくることも脳へのいい刺激になります。

人類の歴史は飢餓との闘いでした。現代の日本のように、いつでもおなかいっぱい食べられる状況は、長い歴史から考えると異常なことなのです。

それを考えると、空腹のときに脳の反応がよくなるのは、むしろ自然なことなのかもしれません。ふだんから食べ過ぎないよう心がけましょう。

食べ過ぎ予防には、よく噛んで食べて、満腹になる前、腹七分目くらいのときに「ごちそうさま」を言いましょう。よく噛んで食べると満腹感を得やすくなります。

あとは仕事や家事をしながらつまむ菓子をやめましょう。こうしたダラダラ食いは血糖値のコントロールにも悪影響をもたらします。

Motion

098

アルコールが脳へのダメージに
顔が赤くなる人は無理に飲まない

アルコールは良い影響も悪い影響もあるので、飲酒についての判断は悩ましいところがあります。ただ、**「アルコールを飲んで顔が赤くなる人は、飲まないほうがいい」ことは、声を大にして言えます。**

アルコールを口にしたときに**顔が赤くなるのは、体内でアルコールが分解されたときに「アセトアルデヒド」という毒性の高い物質がうまく処理できない体質だから**です。これは持って生まれたものなので簡単に変えることはできません。

アセトアルデヒドは血液とともに脳にまで回り、タバコのニコチンのように脳の組織を損傷することがわかっています。この害から脳を守るには、摂取するアルコールの量をできるだけ減らすしかありません。お酒を飲むのが好きな人はほどほどで満足しましょう。ましてや、お酒が好きでない人は付き合いで飲む必要はありません。

Motion 099

夜ぐっすり眠るために

夕方6時以降のコーヒーはやめる

コーヒーに含まれているカフェインには睡眠を阻害する作用があります。個人差はあるのですが、**カフェインのこの作用は思ったより長く続きます。**

ある研究報告によると、仕事終わりに飲むマグカップ1杯のコーヒーは、寝る前にカフェインを摂取するときと同等の睡眠への悪影響をもたらすそうです（＊17）。

実験では、就寝の直前、3時間前、6時間前と、異なるタイミングでカフェインを摂取した被験者の睡眠の状態を観察しています。すると、**直前だけでなく、6時間前のカフェインも睡眠を阻害しているという結果になったのです。**

12時に寝るなら、夜6時以降のカフェインは睡眠を阻害するリスクがあります。良い睡眠を得るためには、夕方以降はカフェインを含むコーヒー、紅茶、緑茶などを口にするのを避けたほうが無難です。

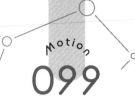

Motion 100

食事はおいしく、楽しく食べる

好きなものを好きな人といっしょに！

何を食べるかも大事ですが、**食事の基本はおいしく、楽しく食べることです。できれば、家族や友人といっしょに会話を楽しみながらの食事が理想です。**

食べ物から摂取する栄養はエネルギーや神経細胞を維持する原料になり、家族や友人とのコミュニケーションは脳への刺激になります。どちらも脳を活性化させる大事な要素ですから、食事を楽しめる環境をつくりましょう。

リビングに花を飾ったり、ちょっと高価な食器に料理を盛り付けたり、料理に合ういいお酒を準備したりすると、食事の楽しさがよりアップします。

ひとりで食べるときも、極端な制限や嫌いなものを無理に食べることはおすすめしません。がまんがストレスになれば脳へのダメージにつながるからです。食事の大原則は、好きなものを楽しんで食べることです。

おわりに

私の研究テーマは「生涯健康脳」です。言葉通り「生涯、脳を健康に保つにはどうすればいいか」を研究しています。

人間としての幸せを感じるためには、脳の健康が必須です。亡くなる直前まで、しっかりと考える脳を維持し、認知機能をいかに健全に保つかが、人生の幸せを大きく左右します。**「幸せに生きる」ことは「脳を健康に保つ」ことと同じ**である、そう私は考えています。

本書では脳を健康に保つために役立つ100の項目を紹介しました。どれも脳を活性化させますが、共通して大事にしていただきたいことは**「いくつになっても夢を持ち続けること」**です。

夢はどんなものでもかまいません。例えばピアノを始めた人であれば「あの曲を弾きたい」というのも夢です。「旅行で○○に行きたい」「料理を始めたから次はオムライスをつくってみたい」「こんな写真を撮ってみたい」といった、小さな夢でかまいません。もちろん、「ルーヴル美術館に行ってみたい」「将来はシンガポールに移住したい」といった壮大な夢でもいいのです。

大事なのは、この「○○がしたい」という気持ちです。それが脳のパフォーマンスをアップさせ、夢を叶えるためにさまざまなアクションを起こすことになり、**脳の高次認知機能をフル活用するようになります。**

私自身、趣味でダイエットを始めて半年間で12キロやせました。頭の中で「こうすればやせる」というロジックを考えて、それを実践しただけです。最初は、食事を見直してマイルドな糖質制限を行いましたが、同時に基礎代謝を上げるために筋力トレーニングも始め、体重が十分に落ちてからは「野菜ファースト」で食べる順番に気をつけただけ。ダイエットにつきものの「がまん」や「つらい」といったネガティブな感情を抱くことなく、楽しく食べながらやせられました。

いまの体脂肪率は11％台で、20代の頃のようなスタイルを維持できています。

ダイエットを始めたのは、ファッション関係の会社と共同研究を行うにあたり、せっかくだから自分もファッションを楽しもうと思ったのがきっかけでした。「やせないといけない」ではなく、「体をより締まらせてさまざまなファッションを楽しみたい」という気持ちがベースです。

実はこの「楽しみ」がとても重要なのです。脳は楽しく感じること、幸せでストレスレベルが低いことが大好きです。「ねばならない」というマイナス思考だと、脳はうまく働くことができなくなります。

脳を活性化するために修行は必要ありません。楽しいことを心から楽しみましょう。漢字や数字のパズルなどが性に合わないのであれば、外に出て歩いたほうがいいのです。出かけるのが億劫な人は、家の中でできる楽しみを見つけましょう。大事なのは自分が幸せだと感じること、「主観的幸福度」が高いことです。

そして思い立ったらその日から始めること。この本を手に取った日から、「ひと駅手前で降りて歩く」「初心者向けの料理本を買う」など、ほんのちょっと行動を変えてみましょう。それがきっかけとなり、行動変容が生まれ、脳への刺激につながります。本書があなたの脳力を高める一助になることを願っています。

東北大学加齢医学研究所 教授　瀧　靖之

参考文献

＊1 Erickson KI, et al.: Exercise training increases size of hippocampus and improves memory. PNAS. Feb 15; 108(7):3017-22. 2011

＊2 Inoue K, et al.: Long-Term Mild, rather than Intense, Exercise Enhances Adult Hippocampal Neurogenesis and Greatly Changes the Transcriptomic Profile of the Hippocampus. PLoS One. Jun 10; 10(6):e0128720. 2015

＊3 Gibala MJ, et al.: Physiological adaptations to low-volume, high-intensity interval training in health and disease. J Physiol 590:1077-1084. 2008

＊4 Takeuchi K, et al.: Tooth Loss and Risk of Dementia in the Community: the Hisayama Study. J Am Geriatr Soc. 2017; 65: e95-e100.

＊5 Dominy, et al.: Porphyromonas gingivalis in Alzheimer's disease brains: Evidence for disease causation and treatment with small-molecule inhibitors. Science Advances 10.1126/sciadv.aau3333, 2019

＊6 東京大学高齢社会総合研究機構の辻哲夫特任教授、飯島勝矢教授らの研究チームが行った大規模健康調査（縦断追跡コホート研究）など、厚生労働科学研究によって提示された新しい概念

＊7 Balion C, et al.: Vitamin D, cognition, and dementia: a systematic review and meta-analysis. Neurology. 2012;79(13):1397–1405.

＊8 Littlejohns TJ, et al.: Vitamin D and the risk of dementia and Alzheimer disease. Neurology. 2014;83(10):920–928.

＊9 Iliff JJ, et al.: A paravascular pathway facilitates CSF flow through the brain parenchyma and the clearance of interstitial solutes, including amyloid β .Sci Transl Med. Aug 15; 4(147): 147ra111. 2012.

＊10 Yamamoto K, et al.: Chronic optogenetic activation augments a β pathology in a mouse model of Alzheimer disease. Cell Rep. May 12; 11(6):859-65. 2015.

＊11 Cyrus A.Raji, et al.: Regular Fish Consumption and Age-Related Brain Gray Matter Loss. American Journal of Preventive Medicine,2014,7,29

＊12 Shibata H. et al.: Nutrition and Health 8:165-175,1992

＊13 Abuznait AH, et al.: Olive-Oil-Derived Oleocanthal Enhances β -Amyloid Clearance as a Potential Neuroprotective Mechanism against Alzheimer's Disease. In Vitro and in Vivo Studies. ACS Chem. Neurosci. 4(6), 973–982(2013)

＊14 Rawlings AM, et al.: Glucose Peaks and the Risk of Dementia and 20-Year Cognitive Decline. Diabetes Care. 2017; 40: 879-886.

＊15 Imai S, Fukui M, Kajiyama S. J. Clin. Biochem. Nutr., 54, 7–11(2014)

＊16 Taki Y, et al.: Relationship Between Body Mass Index and Gray Matter Volume in 1,428 Healthy Individuals. Obesity (Silver Spring). Jan; 16(1): 119-24. 2008.

＊17 Christopher Drake, et al.: Caffeine Effects on Sleep Taken 0, 3, or 6 Hours before Going to Bed. J Clin Sleep Med. 2013 Nov 15; 9(11): 1195–1200.

装丁　成富英俊(I'll Products)
本文デザイン・DTP　成富英俊、宮島薫、中多由香、益子航平(I'll Products)
イラスト　フクイサチヨ
編集協力　大政智子、今井綾子(オフィスアビ)

記憶力がUPする簡単モーション100

2020年10月27日　第1刷発行

著　者　瀧 靖之
発行人　中村公則
編集人　滝口勝弘
編集担当　池内宏昭
発行所　株式会社　学研プラス
〒141-8415　東京都品川区西五反田2-11-8
印刷所　中央精版印刷株式会社

この本に関する各種お問い合わせ先
●本の内容については、下記サイトのお問い合わせフォームよりお願いします。
https://gakken-plus.co.jp/contact/
●在庫については　Tel 03-6431-1250(販売部)
●不良品(落丁、乱丁)については　Tel 0570-000577
学研業務センター　〒354-0045 埼玉県入間郡三芳町上富279-1
●上記以外のお問い合わせは　Tel 0570-056-710(学研グループ総合案内)

瀧　靖之
(たき・やすゆき)
東北大学加齢医学研究所機能画像医学研究分野教授。医師。医学博士。東北大学医学部卒業、東北大学大学院医学系研究科博士課程修了。東北大学東北メディカル・メガバンク機構教授。東北大学スマート・エイジング学際重点研究センター副センター長。脳のMRI画像を用いたデータベースを作成し、脳の発達や加齢のメカニズムを明らかにする研究者として活躍。『生涯健康脳 Part 2 実践編』(ソレイユ出版)、『こどもの頭がよくなるルールブック』(ダイヤモンド社)、『脳が忘れない 英語の「超」勉強法』(青春出版社)など著書多数。